RECHERCHES

POUR SERVIR A L'HISTOIRE

DE LA CONTRACTURE DES EXTRÉMITÉS

PARIS. — IMPRIMERIE POUPART-DAVYL ET Cᵉ
RUE DU BAC, 30

RECHERCHES

POUR SERVIR A L'HISTOIRE

DE LA CONTRACTURE

DES EXTRÉMITÉS

PAR

LE Dr IMBERT-GOURBEYRE

Professeur de matière médicale à l'École de médecine
de Clermont-Ferrand

PARIS

CHEZ J.-B. BAILLIÈRE ET FILS

LIBRAIRES DE L'ACADÉMIE IMPÉRIALE DE MÉDECINE

RUE HAUTEFEUILLE, 19

1862

RECHERCHES

POUR SERVIR A L'HISTOIRE

DE LA CONTRACTURE DES EXTRÉMITÉS

HISTORIQUE.

Je reviens aujourd'hui sur une question que j'ai déjà traitée, il y a plus de seize ans, dans ma dissertation inaugurale, question intéressante, qui n'a pris rang dans la science que depuis 1831, époque où Dancé appela l'attention sur elle pour la première fois, en décrivant la maladie sous le nom de tétanos intermittent. Etudiée ensuite par MM. Tonnellé, Constant, de la Berge, Murdoch, J.-P. Tessier et Hermel, elle a été depuis ma thèse l'objet de plusieurs travaux importants, parmi lesquels il faut distinguer ceux de MM. Delpech, Corvisart et Trousseau. Un grand nombre d'observations isolées et quelques autres thèses ont paru sur ce sujet.

En Allemagne, Clemens, Warrentrapp, Battmann, Basedow, Kæsemann, etc., se sont occupés de la même question; d'autres auteurs allemands et plusieurs médecins anglais y ont également touché en partie, en décrivant l'*irritation spinale*.

Je tiens à résumer et à coordonner ce qui a été fait jusqu'à présent, en apportant aussi, de mon côté, quelques nouveaux matériaux qui pourront servir à l'histoire de cette question curieuse de pathologie.

La contracture des extrémités jouit de nombreux synonymes : tétanos intermittent, contracture essentielle, spasmes musculaires, etc.... M. Corvisart l'a nommée *tétanie*. Ce nom a de la valeur, parce qu'il rapproche la maladie du tétanos, dont elle est, pour ainsi dire, le diminutif, et avec lequel elle se confond, quand elle se généralise. Dans le cours de ce mémoire, je me servirai souvent de ce nom pour plus de brièveté.

La tradition, — qui, elle aussi, a connu cette maladie, comme je le démontrerai, — lui avait surtout donné le nom de *crampes*. Cette dénomination eût été bonne à conserver, car elle représente les deux caractères essentiels de la maladie : la convulsion tonique et la douleur.

J'avais soutenu dans ma thèse que la contracture des extrémités n'était pas une maladie nouvelle ; qu'il en existait quelques traces dans la tradition médicale ; qu'elle avait été entrevue par plusieurs observateurs.

M. Delpech, en appréciant la valeur des anciennes observations citées dans ma dissertation inaugurale, ne veut point les accepter comme des faits positifs de contracture des extrémités ; il en donne quelques autres empruntées au recueil de Schenckius et à Ettmuller, et conclut que si l'on peut soutenir que les anciens ont connu quelque chose d'analogue aux spasmes musculaires, rien cependant n'est moins prouvé.

On lit dans le *Traité de pathologie interne* de MM. Hardy et Béhier (t. III, 1856) : « Cette affection est connue seulement depuis quelques années. Les citations faites par M. Imbert-Gourbeyre prouvent, contrairement à son opinion, que rien de précis n'avait été dit sur cette maladie avant l'étude qu'en fit Dance, qui, résumant les traits principaux de quatre observations, se trouve avoir donné une description succincte, mais assez complète de cette affection. »

Ce jugement est reproduit dans plusieurs thèses. « Si la contracture existait du temps de nos pères, disait récemment M. le professeur Trousseau dans une leçon clinique ; elle était du moins à peu près inconnue, et c'est à des travaux modernes que nous en devons la description. » (*Gazette des hôpitaux*, 1860, n° 44.)

Je passe volontiers condamnation sur les premiers faits cités dans ma thèse, et, quant à leur valeur, je suis presque disposé à me rallier complétement à l'opinion de M. Delpech et de tous ceux qui m'ont critiqué à sa suite. Comme on le voit, je m'exécute de bonne grâce ; mais je l'ai bien souvent reconnu : en fait de maladies nouvelles, il ne faut accepter les découvertes que sous bénéfice d'inventaire, et rien n'est plus vrai que le célèbre adage de Salomon. Aussi me suis-je imposé, au sujet de la contracture des extrémités, des recherches plus complètes. J'en appelle donc aujourd'hui de la sentence de mes premiers juges à mes juges mieux informés, et je crois être à même de démontrer définitivement qu'avant Dance il s'est rencontré des observateurs, même deux cents ans avant lui, qui ont vu positivement et parfaitement décrit la contracture des extrémités ; on va en juger à la production des pièces suivantes :

N'est-on pas tenté d'abord de voir dans les deux observations suivantes deux cas de contracture des extrémités :

1re Observation.

Consiliarii cujusdam uxor, circa ætatis annum 40, anorexiam apepsiam, spasmum manuum et digitorum perpessa est. Urina ejus spumosa erat et aquea... paravi vomitorium... post quam evacuationem mox prædicta mala remisere. Appetitus rediit, convulsionesque cessarunt.

2e Observation.

Nobilis Polonus, in academia vivens, patiebatur ætatis anno 30 nervorum distentionem græce *spasmon*, latine convulsionem et distentionem nominatam, quæ solum multum molestabat brachium, manum, manusque digitos. Ego quia cætera sanus videbatur, et ipse affirmabat, dolores tantum hos longos spasticos intra dies 20 removi per sequens balneum et unguentum... (*Thesaurus rulandinus*, hoc est Martini ROLANDI curationes empiricæ. — Basileæ, 1628, p. 53.)

Mais voici une troisième observation que l'on peut réellement rattacher à la contracture des extrémités ?

3e OBSERVATION.

Medicatio viri spasmo brachiorum et crurum affecti. — Vir agens annum quadragesimum, pituitosus, crassa cerevisia quotidie se inebrians, otiosamque vitam plerumque ducens, tempore hyemali et pluvioso, ab itinere sub vesperam domum redux, repente in involuntarias, et summo dolore excruciantes, crurum brachiorumque contractiones, per frequentia intervalla redeuntes, incidit. Membra, ubi sunt contracta, vix ulla vi in pristinum statum possunt reduci. Præ doloris sæpe redeuntis vehementiæ, perdius et pernox vigilat. Conqueritur etiam de capitis et dorsi dolore. (HEROD. CRAANEN. *Opera omnia.* Antverpiæ, 1689, t. II, p. 72.)

Je ne vois pas à quelle autre maladie que la contracture des extrémités on pourrait rapporter le fait signalé dans cette observation. Les habitudes d'ivresse, dont il est fait mention, sont une raison de plus pour voir ici un cas de tétanie, d'autant que je démontrerai plus tard le rôle important que joue l'alcoolisme dans cette maladie. — Notez, en outre, qu'à cette époque, comme auparavant, le mot de *spasmus* était presque toujours pris dans le sens de convulsion tonique.

4e OBSERVATION.

Le 13 août de l'année 1687, la femme d'un jardinier de cette ville, qui avait eu plusieurs enfants, et grosse en dernier lieu de quatre mois, ou environ, après avoir souffert sans se plaindre plusieurs légers mouvements convulsifs, fut subitement attaquée de douleurs si violentes qu'elles ne lui donnèrent que le temps de se coucher par terre ; le corps et toutes les extrémités lui devinrent roides comme des bâtons ; mais la parole et les autres sens restèrent fort libres... Je fus surpris à la vue de cet accident qui me parut fort extraordinaire. Je lui trouvai le pouls bon et fort, la couleur du visage assez naturelle, le jugement sain, et les douleurs cessées... Je ne trouvai rien qui remplît mieux mon intention que la saignée, et sans la pouvoir changer de situation par l'inflexibilité de son corps, je lui pris le bras, aidé d'un fort homme ; il nous fut impossible de le faire plier, tant il était roide. Il n'y eut pas deux onces de sang hors du vaisseau, que le pouls commença à se mouvoir, tous les doigts ensuite les uns après les autres, et enfin tout le corps. Le lendemain, elle retomba dans le même accident ; je réitérai le même remède... ce qui n'empêcha pas cet accident de récidiver deux jours ensuite. J'y joignis de légères purgations... le tout inutilement, ce qui me força de m'en tenir à la saignée seule, autant de fois que l'accident se fit sentir... Le nombre des saignées alla jusqu'à quatre-vingt-six, ou sept, en cinq mois que dura encore sa grossesse ; parvenue à son terme, elle accoucha heureusement d'un enfant qui se portait bien, nonobstant cette prodigieuse quantité de saignées et cet accident fâcheux dont les accès étaient si fréquents. (De la Motte. *Traité complet des accouchements*. t. II, p. 1114. Paris, 1765.)

5e Observation.

Une fille de quatorze ans, d'un tempérament sanguin et pléthorique, et qui n'avait point encore eu ses règles, se plaignit à moi de crampes très-douloureuses qu'elle avait dans les bras et les mains. Elle était sujette, disait-elle, depuis son enfance, à cette maladie qui revenait tous les hivers, et qui ne cessait qu'au commencement de l'été. Pendant la plus grande partie de l'année, elle en avait tous les jours plusieurs paroxysmes dont la durée était plus ou moins longue ; il y avait des jours où elle souffrait presque sans relâche ; elle ne pouvait alors faire aucun usage de ses mains, et si l'on faisait la moindre tentative pour étendre les doigts contractés, les douleurs devenaient à l'instant des plus vives. C'était au mois de mars que je fus consulté ; elle était menacée de souffrir encore longtemps ; car, pour l'ordinaire, ce n'était qu'au commencement de l'été que ses crampes cessaient tout à fait. Après l'avoir fait saigner, je lui donnai des fleurs de zinc que je poussai jusqu'à six grains trois fois par jour. Ce remède eut un tel succès qu'au bout de quinze jours, elle fut délivrée de ses crampes ; elles reparurent l'hiver suivant, mais plus tard qu'à l'ordinaire, et en très-peu de jours; le zinc les dissipa de nouveau. J'ai lieu de croire que cette jeune fille n'en a pas eu de retour, quoiqu'il se soit écoulé quatre ou cinq ans depuis la dernière attaque. (De la Roche. Ancien *Journal de médecine* t. LII, p. 533.)

6e Observation.

Crampes ou contractions nerveuses des extrémités.

Mlle Ragondé, âgée de treize ans et d'une excellente constitution, nous fut présentée le 6 février. Douze ou treize jours auparavant, elle s'était plainte, en se levant, d'éprouver dans les doigts aux deux mains quelques atteintes de crampes. L'accident étant léger, on n'y fit aucune attention. Vers les onze heures du matin, étant occupée à travailler, ses doigts se roidirent avec force, et, dans cet état, ils restèrent écartés et ouverts. Elle ressentait en même temps dans les doigts et dans les bras de grandes douleurs. Cet état de contraction cessa après quelques moments; mais il se renouvela par la suite, les jambes en furent également bientôt affectées. Dans ces accès de crampes qui furent fréquents, le spasme ne s'étendait pas au delà du coude aux extrémités supérieures, et pour les inférieures au-dessus du genou; quelquefois cependant, mais rarement, il avait gagné jusqu'à l'épaule. Lorsqu'ils avaient lieu, le poignet était violemment fléchi, formant au-dessus de la main une éminence bien marquée. Les doigts des mains étaient allongés, roidis avec force et restaient quelquefois fort écartés, d'autres fois serrés et rapprochés. Les orteils au contraire se courbaient et restaient fléchis, la démarche en étant absolument gênée. Ce spasme suivait aux pieds la même marche qu'aux mains, quoiqu'il ne survînt pas toujours dans le même temps à ces deux parties. Les accidents, du reste, se bornaient là; il n'en résultait d'autre incommodité que la gêne des mouvements des jambes et la privation de tout usage des mains. Aucune autre partie du corps n'en était attaquée; cet état de crampe était toujours accompagné d'un sentiment de roideur et de distension douloureux; il durait un espace de temps plus ou moins long, quelquefois un quart d'heure, d'autres fois une, deux, trois, même cinq et six heures; souvent il se renouvelait à différentes reprises pendant la journée. En nous quittant, Mlle R... en fut attaquée aux doigts; l'accès dura depuis neuf heures jusqu'après le dîner, à sept heures du soir; la crampe la reprit jusqu'à neuf; il n'y eut pendant cette journée qu'une crampe des pieds.

Le lendemain matin, application d'une garniture magnétique au cou, à l'estomac, et aux quatre membres... Guérison complète au bout de deux mois, les contractures ayant cessé dès la première application; mais les engourdissements des membres persistèrent pendant deux mois encore. (Obs. de l'abbé LENOBLE. *Obs. et recherches sur l'usage de l'aimant en médecine*, par ANDRY et THOURET. *Mémoires de la Société royale de médecine*, t. III, 1779, p. 610.)

Les trois observations précédentes suffisent à elles seules pour démontrer qu'on avait signalé, il y a longtemps, des faits de contracture des extrémités. Certes, elles n'ont pas besoin de commentaires, et il a dû suffire de les lire attentivement pour adopter la thèse historique que je défends.

7e OBSERVATION.

J'ai vu, en 1766, un homme fort robuste et à la fleur de son âge, attaqué de douleurs cruelles dans tout le corps et de crampes violentes aux mains et aux jambes, qui l'empêchaient de les ouvrir et de les étendre; il avait eu différentes attaques de ces mêmes accès depuis deux ans, et le premier l'avait attaqué en arrivant chez lui après une trop forte journée, par de mauvais chemins à demi gelés; il avait même éprouvé sur la fin de la route des douleurs par tout le corps et des contractions douloureuses des doigts. (TISSOT. *Traité des nerfs et de leurs maladies*, chap. II, art. 4.)

Tissot cite encore, sur la foi de Delius, une observation de tétanie héréditaire dans toute une famille. — Chez tous les descendants, comme chez la mère, aucune cause, excepté le froid, ne produit ces accidents, et chez les femmes exposées souvent à avoir les mains dans l'eau, sa trop grande fraîcheur les fait naître. Le mal commence toujours par les mains; les doigts se courbent et se serrent; les paupières se resserrent sans cependant fermer entièrement les yeux. La bouche se tord d'un ou d'autre côté, et si le froid est considérable, les malades souffrent des douleurs vives dans les articulations des pieds et des genoux. (*Id.*, ch. II, art. 1er.) — Que si l'on acceptait ce fait comme un cas de contracture des extrémités, il s'ensuivrait que l'hérédité y aurait aussi sa part comme influence étiologique, et, à ma connaissance, c'est le seul fait de ce genre qui existe dans l'histoire des contractures (1).

8e Observation.

Le 12 décembre 1787, la femme d'un scieur de bois, qui allaitait un enfant de six mois, fut trouvée dans son lit dans un état fort analogue au tétanos. Elle avait le trismus, et toutes les parties de son corps étaient roides et immobiles, à l'exception des extrémités supérieures qui avaient conservé la liberté du mouvement. Le pouls était élevé et le visage assez coloré. Ayant découvert que la maladie était produite par une transpiration subitement arrêtée, j'ordonnai de légers diaphorétiques, et je lui conseillai de ne plus allaiter son enfant. Les sueurs ne tardèrent pas à s'établir, au grand soulagement de la malade. Au bout de huit jours, cette femme fut en état de reprendre son enfant, mais le trismus ne se dissipa entièrement qu'au bout d'un mois. (Ramel. *Observations sur le tétanos. Journal de médecine*, 1788.)

Il faut voir ici, je crois, un fait de *contracture des nourrices*. Je reviendrai plus tard sur cette variété de tétanie.

9e Observation.

(Observation sur des convulsions et des crampes considérables dans presque toutes les parties du corps.)

Appelé le 17 avril 1806 chez M. N..., rentier, je le trouvai dans son lit, jetant des cris affreux, à raison des douleurs qu'il éprouvait dans les pieds, les jambes, les cuisses, les mains, les bras et tout le long de la colonne épinière : tous les muscles de ces parties étaient dans un état de spasme considérable. Le corps était courbé en arrière, comme dans l'opisthotonos. Le malade se plaignait d'une chaleur brûlante et d'une grande altération. Yeux étincelants, langue sèche, visage décomposé et couvert d'une sueur froide; pouls petit, serré, fréquent. Toutes les régions du bas-ventre étaient souples et ne participaient aucunement à l'état spasmodique des autres parties, non plus que la

(1) « J'ai vu, disait encore Tissot, un homme de 30 ans, bien portant, qui, ayant été saigné sur la fin d'un rhume, éprouva, au moment où la saignée fut faite, une espèce de fourmillement dans tout le corps, qui fut immédiatement suivi d'une crampe générale et très-douloureuse. Tous les muscles se roidirent, et il se plaignit d'un resserrement entre la poitrine et le ventre qui le suffoquait. Ces accidents se dissipèrent naturellement au bout de quelques minutes, mais ils se sont reproduits toutes les fois qu'il a eu quelques sujets de chagrin. » (Chap. II, art. 6.)

poitrine, quoique la respiration fût très-accélérée par les cris précipités du malade. Cet état durait depuis quatre heures, sans que rien annonçât ce qui avait pu y donner lieu. J'appris seulement que M. N... avait depuis huit à dix jours un dévoiement qui lui procurait sept à huit selles par vingt-quatre heures.

Il n'y avait guère que sept à huit minutes que j'étais là, quand le malade jeta un grand cri, en demandant la vie ou la mort, et à l'instant il dit qu'il était guéri. En effet, la face se colora, et les membres ainsi que la colonne épinière reprirent leur souplesse ordinaire. Ce prompt changement avait été précédé d'un bourdonnement d'oreilles, suivi d'une espèce d'explosion que le malade dit avoir ressenti dans la tête. Ce calme ne fut pas de longue durée, car pendant que M. N... me racontait avec satisfaction ce qu'il venait d'éprouver, il retomba dans le même état tout à coup. Opium, éther, bains. L'attaque dura deux heures. Reprise encore après une heure de repos environ. Il n'éprouvait plus de contractions spasmodiques dans le dos, ni dans le col; mais celles des extrémités paraissaient encore plus violentes que le matin; cependant elles ne se faisaient plus sentir dans toutes ces parties à la fois; elles occupaient tantôt la cuisse, la jambe et le pied d'un côté, qu'elles quittaient brusquement pour se faire sentir en un clin d'œil sur les mêmes parties du côté opposé, et quelquefois se porter aux avant-bras et aux mains, d'où elles revenaient ensuite aux parties inférieures pour retourner de nouveau aux parties supérieures. Ces changements se faisaient avec la promptitude d'une commotion électrique, souvent plusieurs fois dans une minute, tandis que d'autres fois les mêmes parties restaient contractées pendant un demi-quart d'heure, et toujours avec des douleurs insupportables qui arrachaient des cris aigus au malade. Quatre grains de tartre stibié dans un litre d'eau tiède. Guérison au bout de quelques heures, le malade ayant rendu deux morceaux de volaille gros comme une petite noix chacun, et un morceau de lard de quatre centimètres de long sur deux à trois de large, qu'il avait mangés la veille à son souper. (THIÉBAULT. *Annales de méd. de Montpellier*, t. IX, p. 197.)

L'observation précédente rentre dans ces cas de tétanie qui me paraissent être symptomatiques d'affections diarrhéiques. J'en parlerai longuement plus tard (1).

(1) J'indiquerai encore une observation de Mouton (*Journal général de médecine*, 1814, t. LI). Malgré son peu de détails, on doit la compter aussi pour un cas de

Faut-il rapprocher de la contracture des extrémités l'observation suivante que l'on trouve dans la *Revue médicale* (avril 1824), au compte rendu de la clinique du professeur Récamier? elle a pour titre : *Contracture permanente des pieds et des mains.*

10e Observation.

Une jeune fille de seize ans était atteinte depuis quatre mois, et surtout depuis cinq semaines, d'une contraction douloureuse des doigts, des mains et des pieds, avec une légère rougeur et une tuméfaction de la peau. Cette maladie fut regardée par M. le professeur Récamier comme un spasme permanent qui pouvait, à plusieurs égards, se rapprocher de la chorée, tant pour l'époque de la vie à laquelle ces maladies se développent le plus généralement, l'âge de la puberté, que pour leur siége qui paraît fixé sur le système nerveux. Elle fut traitée et guérie par l'emploi de l'eau froide, un des agents qui réussissent le mieux dans ce genre d'affection. En effet, on eut à peine commencé ce moyen que la contracture des doigts diminua. On plongeait par surprise la malade dans un bain frais à 16° R. d'abord, puis à 14. Ces immersions duraient de une à deux minutes, et étaient séparées par des intervalles du même temps à peu près. Le gonflement inflammatoire des doigts cessa, et les mouvements recouvrèrent graduellement leur liberté, de sorte qu'au septième bain, cette jeune fille était en pleine santé. (*Rev. méd.*, p. 25.)

11e Observation.

Vers le mois d'août 1821, un militaire s'amusait avec ses camarades à jouer aux quilles, lorsqu'au moment de lancer la boule, il fut tout à coup pris de douleurs violentes qui le forcèrent à discontinuer son jeu et lui firent pousser des cris aigus. On le transporta à l'hôpital trois ou quatre heures après.

A son arrivée, la douleur était très-vive; elle n'affectait que les muscles qui entourent les membres pelviens : la contraction de ces muscles était telle qu'on pouvait craindre leur rupture. Le système musculaire des autres régions était dans son état naturel. L'appareil cérébral était intact ; réponses exactes. Malgré la douleur, qui était

tétanie, vu que l'auteur la compare à d'autres observations où les mouvements convulsifs étaient exclusivement toniques.

affreuse, la circulation ne paraissait pas troublée... On ne voyait absolument que la contraction violente des muscles des extrémités inférieures, et les douleurs atroces auxquelles ce militaire était en proie, et qui lui faisaient pousser des cris déchirants, la crispation des traits de la figure, les yeux fixes et hagards annonçaient assez jusqu'à quel point la douleur était portée...

Je prescrivis provisoirement une potion gommeuse; cependant la douleur et la contraction gagnaient les muscles de l'abdomen... Application sur l'épigastre de flanelles trempées dans de l'eau froide, fomentations émollientes sur les muscles pelviens. A dix heures du soir, tous les phénomènes alarmants avaient disparu. A onze heures, le malade dormait. Guérison consécutive. (Duplan. *Annales de la méd. physiol.*, décembre 1826.)

12e Observation.

En 1822, je fus appelé pour voir un vénérien qui se plaignait de fortes douleurs dans tous les membres, principalement dans les supérieurs. Les muscles de ces régions étaient dans un état de contraction spasmodique et convulsive, ce qui augmentait beaucoup la souffrance du malade. La circulation était peu accélérée, pouls plein et dur. Potion antispasmodique.

Une demi-heure après, le mal avait fait des progrès; convulsions plus intenses et plus fréquentes, douleur beaucoup plus forte. Les doigts, les orteils étaient fléchis; on ne pouvait plus les redresser; les poignets étaient courbés sur la face dorsale des avant-bras; il y avait trismus. Le malade ne pouvait plus ni ouvrir la bouche, ni avaler; le menton était déjeté du côté droit. Tout le corps était dans un état de roideur; enfin le tétanos était déclaré. Légère céphalalgie susorbitaire et douleur contusive assez prononcée dans le milieu des membres. — Quarante sangsues sur l'abdomen. A peine se furent-elles gorgées de sang, que les convulsions et la douleur commencèrent à diminuer. A la chute des sangsues, tous les signes du tétanos avaient disparu. Le lendemain, il ne restait plus qu'une légère faiblesse. (Duplan. *Annales de la méd. physiologique,* décembre 1826.)

13e Observation.

Contracture périodique des membres supérieurs traitée avec succès par des applications de sangsues et de ventouses scarifiées le long de la colonne épinière.

Une forte fille de la campagne, ayant ses règles, ayant été poursuivie par un chien qu'elle crut enragé, en éprouva une vive frayeur, et l'évacuation s'arrêta brusquement. Depuis ce temps, elle ne les revit plus, quoiqu'on lui eût fait plusieurs saignées, et appliqué plus de quatre cents sangsues à la vulve. Dans le courant du mois de septembre, fourmillements très-incommodes dans les extrémités inférieures, et légères secousses douloureuses et incoërcibles. En octobre, les jambes se fléchirent peu à peu avec force, les talons s'appliquaient contre les fesses, et toute tentative pour les étendre excitait la plus vive douleur. Au bout de cinq jours, cette contracture se relâcha, et il ne resta qu'un peu de faiblesse dans les membres affectés. Un mois après, retour du même accident, qui observa la même marche et la même durée, mais dont la cessation laissa cette fois la démarche lâche et incertaine. Je crus reconnaître la présence d'une congestion active de la moelle épinière ou de ses membranes, une myélite périodique. — Application de trente sangsues aux lombes. Trois jours après, la contracture revint; cependant elle fut moins forte : les talons ne pressaient pas les fesses aussi étroitement. Le mois suivant, on appliqua itérativement les sangsues. La contracture ne revint pas, mais le fourmillement et les secousses comme électriques se firent encore sentir. Sangsues et ventouses scarifiées. Vapeurs aromatiques dirigées sur le col de la matrice. Au mois de mars, les règles reparurent, peu abondantes et fort douloureuses. On continua la même médication. En avril, menstrues plus copieuses. Depuis cette époque, elles n'ont plus manqué, et la jeune fille jouit de la plus belle santé. (Fallot. *Journal complémentaire*, février 1828.)

14e Observation.

N..., 20 ans, éprouvait depuis quelques jours des lassitudes, de la céphalalgie et de l'inappétence. Le 25 juin, occupé à moissonner, il but, au milieu d'une transpiration abondante, une assez grande quantité d'eau très-froide ; aussitôt, transpiration arrêtée et frisson; il regagna péniblement le village avant la fin de sa journée. Pendant trois jours, céphalalgie et épigastralgie assez vives, lumbago léger, fièvre intense, sueurs copieuses. Le quatrième jour, douleurs assez vives sillonnant la colonne vertébrale lombaire ; mouvements des extrémités lents et difficiles. Le cinquième jour, à ce symptôme toujours croissant, se joignent la presque impossibilité de la défécation et de l'émission des urines. L'abdomen devient dur et rénitent. Les sixième et septième jours, la paraplégie, avec rigidité, fut complète ; le défaut d'excrétions inférieures absolu ; l'épigastralgie insupportable, et le malade poussait à chaque instant les cris les plus douloureux.

Le huitième jour, le malade est dans l'état suivant : face grippée, sueur générale visqueuse, point de trismus, douleur épigastrique ; tension des muscles de l'abdomen portée à un tel degré, que cette cavité, protégée en quelque sorte par une cuirasse, ne pouvait être explorée. Selles et urines nulles depuis quatre jours. Extension tétanique des membres inférieurs, sans érection du pénis. Quoique cette contraction essentiellement fixe et permanente appartînt au genre des spasmes toniques, la douleur qu'elle déterminait avait pourtant quelque chose de chronique et d'intermittent; car l'état du malade se composait, sous ce rapport, d'alternatives d'un calme qui durait peu, pendant lequel il ne se plaignait pas, et de retours subits et beaucoup plus longs de souffrances qui lui arrachaient les cris les plus déchirants. C'était surtout à l'épigastre qu'était ressentie, dans ces moments, la douleur la plus vive.

Bain prolongé tiède. Pendant les deux heures que le malade y passa, toute douleur fut suspendue, et la rigidité des membres inférieurs diminua sensiblement. La nuit suivante, il y eut un peu de sommeil, et les spasmes reparurent plus rarement. Le lendemain, deux bains prolongés; le malade urina et poussa une selle. Les dixième, onzième et douzième jours, la contraction des muscles abdominaux cessa presque entièrement par la continuation des bains. Les jours suivants, les évacuations reprirent leur cours régulier, et les extrémités inférieures conservèrent un peu de rigidité ; mais en même temps la douleur lombaire, jusqu'alors assez obtuse, ou peu aperçue, se dessinait avec plus d'énergie. Cette rachialgie survécut même à tous les autres symptômes ; mais les bains, continués jusqu'au 17 juillet, la firent disparaître entièrement. Guérison entière. (Cavalier, Observation d'une affection rhumatico-tétanique guérie par les bains. *Mémorial des hôpitaux du Midi*, août 1830.)

Je n'ai point voulu discuter ces quatre dernières observations, les livrant telles qu'elles pour appuyer ma thèse. Je pense qu'en présence de tous ces documents, on ne soutiendra plus aujourd'hui que la contracture des extrémités n'avait pas été aperçue et observée avant Dance. En traitant plus tard des formes symptomatiques, il me sera très-facile de produire encore d'autres pièces pour démontrer que la tradition a été loin d'être muette sur ce fait intéressant de pathologie, soit dans sa forme primitive, soit dans ses formes deutéropathiques.

Sans doute Dance est le premier à avoir fait la synthèse, et à élever au rang d'espèce nosologique bien distincte quelques faits observés isolément. Mais il n'en est pas moins vrai qu'avant lui on en avait cité d'assez nombreuses observations. C'est tout ce que je voulais démontrer, et je ne doute pas qu'en consultant nos grandes collections scientifiques, ce que je n'ai pu faire que très-incomplétement, on n'arrive à trouver de plus nombreux faits encore.

Et c'est, du reste, accorder beaucoup à l'observation moderne, que d'attribuer à Dance d'avoir décrit réellement le premier la contracture des extrémités; car j'en trouve aussi la synthèse toute faite dans le plus grand séméiologiste du XVIe siècle, Jodocus Lommius. Voici sa description entière :

« Quoniam de vitiis agere cœpi nervorum, non videtur omittenda eorum distensio, quæ Græcis *spasmos* appellatur. Membrum sic contrahitur, ut reduci ad pristinum habitum non possit, nervis, musculisque versus suam originem, propter voluntatem, convulsis, idque cum vehementissimo dolore, qui vires subinde hominis consumit... Hic morbus rarus quidem, ac multum acutus est, citoque adeo occidit. Quum repente sanum hominem adoritur, repletionis sequitur causas, utique si necessariæ vacuationis facta suppressio est, si intermissa exercitatio, et continuata pocula fuere : ubi vero magna febris, aut superflua vacuatio, aut nimius labor, maximeque vigilia atque media antecesserunt, scire licet id ipsum vitium ab inanitione proficisci... porro est etiam levis quædam nervorum, musculorumque distensio, quæ a flatibus oritur, Græcisque *spasmos phusodes* appellatur. Nam etsi maximum dolorem, eum tamen perbrevem, ac non magis hora durabilem exhibet, sola frictione mitescentem. Id vitium sæpè manuum pedumque digitos, interdum et crura tentat, summo ea cruciatu extendens, vel in sese contrahens. Iis autem familiare est, qui crapulæos dediti desidem vitam agunt. Distensio nervorum semper in pueris, præcipuè nuper natis, frequentior, et curatu facilior esse consuevit. » (JOD. LOMMII. *Observationum medicin.* libri tres. Amstelodami, 1715, p. 75.)

J'estime que la contracture des extrémités des modernes (mot nouveau, sans que la chose soit nouvelle) est renfermée en principe dans cette description de Lommius. Il décrit plus bas le tétanos qu'il comprend aussi dans le *nervorum distensio;* et ailleurs l'épilepsie, la catalepsie, l'hystérie et autres maladies que l'on pourrait confondre avec les spasmes musculaires. La meilleure preuve, du reste, que Lommius a décrit notre contracture des extrémités, c'est qu'il indique les variétés de tétanie dans les fièvres graves, chez les ivrognes, les enfants, etc., et nous verrons, en étudiant bientôt à fond ces nombreuses variétés, combien l'observation postérieure est d'accord avec Lommius, qui, du reste, n'a été ici que le représentant d'une tradition déjà faite.

Comme un grand nombre d'autres maladies, la contracture des extrémités peut être primitive ou consécutive. Nous étudierons surtout ses formes deutéropathiques ; elles sont nombreuses : on peut admettre une tétanie albuminurique, puerpérale, typhoïde, diarrhéique, chlorotique et vermineuse. On la voit survenir aussi à la suite d'empoisonnements, parmi lesquels nous distinguerons l'alcoolisme, d'où la tétanie alcoolique. Sous d'autres rapports étiologiques, nous ajouterons la tétanie des onanistes et celle des tailleurs et des cordonniers. L'étude de ces formes diverses ou variétés sera complétée par l'histoire de la crampe des écrivains et de quelques contractures partielles, et par celle de la paralysie intermittente. Suivront quelques remarques sur plusieurs points de symptomatologie, sur le diagnostic, le pronostic, la nature et le traitement. Mais, avant d'entrer en matière, il est bon de donner la bibliographie complète de la contracture des extrémités.

BIBLIOGRAPHIE.

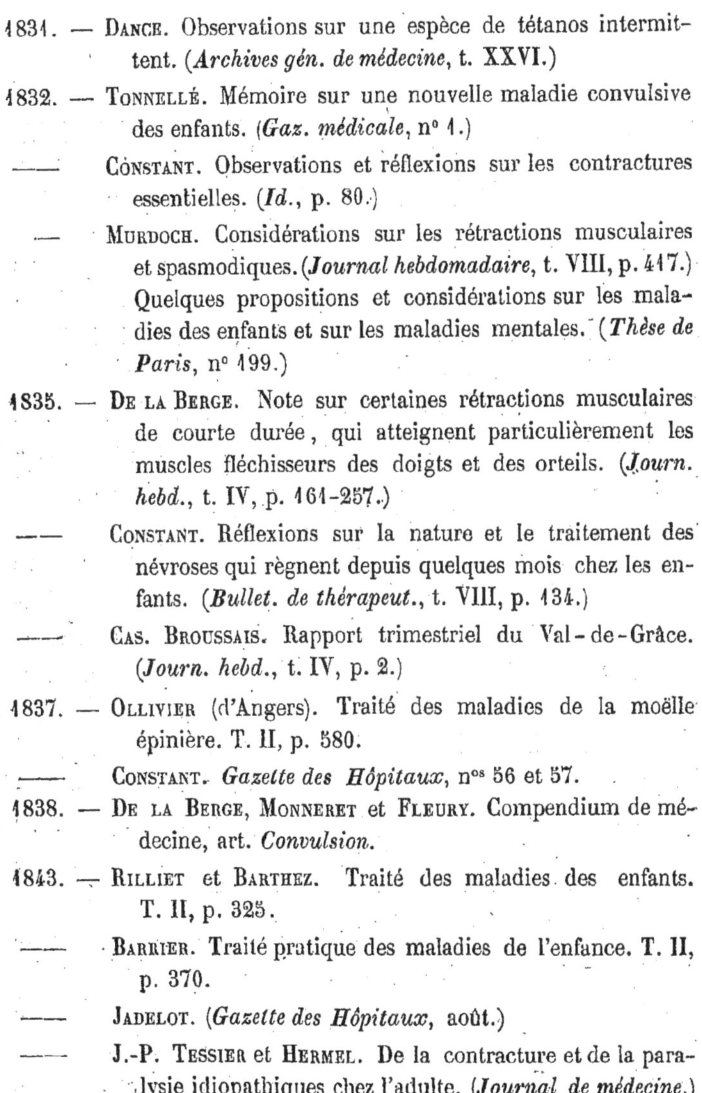

1831. — Dance. Observations sur une espèce de tétanos intermittent. (*Archives gén. de médecine*, t. XXVI.)

1832. — Tonnellé. Mémoire sur une nouvelle maladie convulsive des enfants. (*Gaz. médicale*, n° 1.)

— Constant. Observations et réflexions sur les contractures essentielles. (*Id.*, p. 80.)

— Murdoch. Considérations sur les rétractions musculaires et spasmodiques. (*Journal hebdomadaire*, t. VIII, p. 417.) Quelques propositions et considérations sur les maladies des enfants et sur les maladies mentales. (*Thèse de Paris*, n° 199.)

1835. — De la Berge. Note sur certaines rétractions musculaires de courte durée, qui atteignent particulièrement les muscles fléchisseurs des doigts et des orteils. (*Journ. hebd.*, t. IV, p. 161-257.)

— Constant. Réflexions sur la nature et le traitement des névroses qui règnent depuis quelques mois chez les enfants. (*Bullet. de thérapeut.*, t. VIII, p. 134.)

— Cas. Broussais. Rapport trimestriel du Val-de-Grâce. (*Journ. hebd.*, t. IV, p. 2.)

1837. — Ollivier (d'Angers). Traité des maladies de la moëlle épinière. T. II, p. 580.

— Constant. *Gazette des Hôpitaux*, n°s 56 et 57.

1838. — De la Berge, Monneret et Fleury. Compendium de médecine, art. *Convulsion.*

1843. — Rilliet et Barthez. Traité des maladies des enfants. T. II, p. 325.

— Barrier. Traité pratique des maladies de l'enfance. T. II, p. 370.

— Jadelot. (*Gazette des Hôpitaux*, août.)

— J.-P. Tessier et Hermel. De la contracture et de la paralysie idiopathiques chez l'adulte. (*Journal de médecine.*)

1844. — IMBERT-GOURBEYRE. Contractures des extrémités. (*Thèse de Paris*, n° 23, 35 p.)

— VINCHON. Observation d'un tétanos intermittent et irrégulier des extrémités, lue à la Société médico-pratique. (*Bull. des travaux de la Soc. méd. pratique de Paris*, n° 40.)

1845. — HÉRARD. Observation. (*Gazette des Hôpitaux*, p. 249.)

— PERRIN. Cas curieux de contracture partielle intermittente, à type octane, avec irritation violente et épanchement de sérosité dans plusieurs articulations. (*Journal de médecine*, mars.)

— L. CHAPEL. Observation de paralysie idiopathique et de contracture consécutive reconnaissant pour cause l'impression du froid. (*Id.*, septembre.)

— MARROTTE. Observations de contracture essentielle. (*Id.*, novembre.)

— BORDES. Observations de rhumatalgie et de névralgie guéries au moyen de l'acupuncture. (*Id.*, septembre.)

— BARRIER. Traité pratique des maladies de l'enfance. (2e édit., t. II, p. 236.)

1846. — VLÈMINCK. Rapport sur une épidémie de contracture en Belgique. (*Gazette médicale*, n° 21.)

— DELPECH. Spasmes musculaires idiopathiques et paralysie nerveuse essentielle. (*Thèse de Paris*, 157 p.)

1847. — GRISOLLE. Observation. (*Gaz. des Hôp.*, p. 254.)

1849. — LOUIS. Observation. (*Revue clinique*, 15 décembre.)

— MARTIN SOLON. Étourdissement, contracture des membres; usage favorable du suc de belladone et de la liqueur d'Hoffmann. (*Bull. thérap.*)

1851. — CLEMENS. Deutscher Klinik. (P. 17.)

1852. — GÉRY. Contracture idiopathique des extrémités. (*Gaz. des Hôp.*, 6 avril.) — De l'éthérisme contre la contracture idiopathique. (*Id.*, 12 juin.)

— CORVISART. De la contracture des extrémités, ou tétanie. (*Thèse de Paris*, 108 p.)

— BATTMANN. Praktische Mittheilungen. (*Allgem. homœop. Zeitung*, t. XLIV, n° 9.)

— Gross. Miscellen. (*Id.*, t. XLIII, p. 42.)

1853. — Barthez et Rilliet. Traité des maladies des enfants 2e édit., t. II, art. *Contracture et Paralysie.*

1854. — Trousseau. Contractures des nourrices. (*Gaz. des Hôp.*, n° 87.)

— Kæsemann. Eigenthümliche Fingerkræmpfe (Schreiber-Kræmpfe.) (*Allgem. homœop. Zeitung*, t. XLVIII.)

— Lasègue. Des contractures musculaires, dites contractures des nourrices. (*Gaz. des Hôp.*, n° 125.)

855. — Hardy et Béhier. Traité élémentaire de pathologie interne. (T. III, art. *Paralysie* et *Contractures des extrémités.*)

— Aran. Note sur une épidémie de contracture essentielle-Discussion sur cette note à la Société de médecine des hôpitaux de Paris. (*Union médicale*, n° 85.)

— Rabaud. De la contracture des extrémités chez les enfants. (*Id.*, nos 97, 98.)

— Costa da Serda. Études cliniques sur la néphrite granuleuse et la contracture des extrémités. (*France médicale.*)

— Mikschick. Observation de tétanos chez une femme enceinte. (*Wochenblatt der Zeitsch. der K. K. Gesell...*, n° 33, et *Union médicale*, n° 154.)

1856. — Verdier. Considérations pratiques sur les crampes des nourrices. (*Moniteur des Hôpitaux* et *Gazette hebdomadaire.*)

— Fleurot. De la contracture essentielle des extrémités. (*Thèse de Paris*, n° 149.)

— Burresi. Observation de contracture pendant la grossesse (*Gazette médicale*, n° 12.)

— Trousseau. De la contracture rhumatismalei ntermittente. (*Gazette des Hôpitaux*, nos 70 et 72.)

— Larquet. Observation de contracture rhumatismale intermittente. (*Id.*, n° 76.)

— Dépautaine. *Id.* (*Gazette des Hôpitaux*, n° 76.)

— Mattei. Contracture rhumatismale intermittente des muscles du tronc. (*Id.*, n° 79.)

—. Fleurot. Note sur la contracture des extrémités. (*Gazette des Hôpitaux*, nº 76.)

1857. — Rabaud. Recherches sur l'historique et les causes prochaines des contractures des extrémités. (*Thèse de Paris*, nº 78.)

— Marsan. Cas de contracture intermittente. (*Journal de médecine de Bordeaux*, juin.)

— Romberg. Lehrbuch der Nervenkrankheiten des Menschen, T. I, p. 395.

— Vigla. Cas intéressants de contracture des muscles guérie par les émissions sanguines, l'opium, les bains tièdes et l'électricité. (*Journal de médecine et de chirurgie pratiques*, p. 63.)

1859. — Plagge. Mittheilungen aus der Praxis (*Deutsche Klinik*, nº 34.)

1860. — Sandras et Bourguignon. Traité pratique des maladies nerveuses. (T. I, l. II, ch. VIII et IX.)

— Duchenne (de Boulogne). Note sur le spasme fonctionnel et la paralysie musculaire fonctionnelle. (*Bulletin de thérapeutique*, février et mars.)

— Aran. Note sur les effets remarquables de l'emploi du chloroforme, *intus* et *extra*, dans le traitement de la contracture spasmodique des extrémités. (*Id.*, 30 mars.)

— Trousseau. Des difficultés diagnostiques de la névrose successivement désignée sous les noms de tétanos intermittent, etc. (*Gaz. des Hôpitaux*, nº 44.)

— Fosse. De la contracture essentielle. (*Thèse de Paris*, nº 148.)

— Haupt. Der Schreibekrampf mit Rücksicht auf Pathologie und Therapie. (Wiesbaden, in-8º, 36 p.)

CONTRACTURE DES EXTRÉMITÉS DANS LA MALADIE DE BRIGHT.

TÉTANIE ALBUMINURIQUE.

Je crois être le premier à avoir signalé cette affection dans la maladie de Bright : ce qui me paraît avoir passé inaperçu des nombreux auteurs qui ont écrit sur cette dernière maladie.

Voici ce que je disais à ce sujet dans mon mémoire sur *l'albuminurie puerpérale et ses rapports avec l'éclampsie.* — « J'ai constaté ce symptôme plusieurs fois chez des albuminuriques, mais très-passagèrement et d'après leur rapport seulement. Mais je l'ai vu et observé de la manière la plus frappante chez la femme D. (obs. 9e); il se rencontre aussi dans les hydropisies sans albuminurie (obs. 22e); — M. Delpech affirme dans son mémoire *(sur les spasmes musculaires idiopathiques)* que l'état puerpéral est une prédisposition aux contractures des extrémités, et relate dix-huit observations. Les urines n'ont été examinées qu'une seule fois : elles étaient albumineuses. Si l'examen des urines eût été fait dans tous les cas, nul doute que l'albuminurie n'eût été la plupart du temps constatée (1). »

Depuis cette époque, je n'ai pas eu occasion de vérifier si cette dernière hypothèse était légitimée par les faits. Il y a là matière à de nouvelles observations. D'un autre côté, comme je le dirai bientôt, l'étude des faits et la réflexion m'ont porté à modifier singulièrement l'opinion première que j'avais avancée d'une manière préconçue. Toutefois, voici une observation d'éclampsie albuminurique, où l'on voit la

(1) *Mémoires de l'Académie impériale de médecine*, t. XX, et deuxième édition. Paris, 1856, chez J.-B. Baillière.

contracture se détacher notablement et persister en dehors des attaques.

15e Observation.

N..., 22 ans, primipare, à terme, entre à la Maternité, se plaignant de céphalalgie légère et d'infiltration des pieds et de la partie inférieure des jambes. Plusieurs attaques d'éclampsie le lendemain de son entrée. Dans les intervalles, la malade répond juste, quoique lentement. La vue n'est point abolie, mais il existe de la contraction des deux avant-bras.

Accouchement au bout de 24 heures, — agitation pendant le travail; — après l'accouchement, assoupissement, perte de mémoire; la malade ne reconnaît plus personne et la contracture des avant-bras persiste.

Le lendemain, la contracture a presque cédé et disparaît pendant la nuit. La perte de la connaissance et de la mémoire cesse graduellement. (Prestat, Thèses de Paris, 1839, obs. 5.)

En dehors de l'état puerpéral, j'ai encore vu des albuminuriques pris de contractures; en voici un exemple :

16e Observation.

(Communiquée par M. Ducroix, interne à l'Hôtel-Dieu de Clermont-Ferrand.)

A. L..., 18 ans, habite depuis le 1er janvier 1860, Clermont, où il exerce la profession d'ouvrier chapelier.

Auparavant, il avait travaillé pendant dix à douze mois dans une brasserie, où il était exposé souvent à des refroidissements; aussi fait-il remonter sa maladie à cette époque. Il eut alors dès le début les jambes enflées, des *crampes* qui le prenaient surtout dans les mains et l'obligeaient de cesser son travail. Il les faisait disparaître en faisant tremper les extrémités dans l'eau froide. Il était toujours très-altéré et urinait souvent; son urine était claire et limpide; d'autres fois, elle prenait une teinte de lavure de chair; — aucun trouble dans la vision.

Il entre à l'Hôtel-Dieu le 6 janvier, et voici ce qu'on observe : Le malade a la figure pâle et bouffie; les paupières, qui jusqu'alors n'avaient été le siége d'aucun œdème, sont enflées; douleurs lombaires, lassitude extrême, anorexie, bouche mauvaise et empâtée, quelques vomissements; en même temps, état fébrile assez intense, pouls dur et plein; urines très-albumineuses.

Traité par perchlorure de fer et bains de vapeur. Amélioration notable; sort le 28 mars. Pendant son séjour à l'hôpital, crampes des extrémités supérieures, quelques troubles légers et passagers de la vision, pupille dilatée.

Le froid très-vif qu'il faisait le jour de sa sortie le saisit, et l'œdème revient à la face et aux jambes. Il reprend toutefois ses travaux; mais bientôt son état s'aggrave. Rentré à l'hôpital le 12 mai.

Anasarque, faiblesse extrême; urines très-albumineuses. Même traitement.

En ce moment (mi-juillet), quoiqu'il y ait amélioration, les urines n'en sont pas moins encore albumineuses, et il ressent toujours passagèrement des crampes dans les extrémités supérieures. Elles ne durent que quelques minutes, et au moment de l'accès ses doigts deviennent roides et écartés les uns des autres.

M. Aran, l'an dernier (*Gazette des hôpitaux*, 14 juin 1860, *Des accidents nerveux de l'urémie*), a publié une observation de convulsions toniques générales chez un enfant de huit jours, avec albuminurie et dégénérescence jaunâtre des reins. Il y avait trismus, et tous les membres étaient le siége d'une roideur tétanique invincible, les poings fermés, le pouce fléchi dans la face palmaire et énergiquement pressé par les autres doigts. Quelques instants après, ces contractions toniques cessent, le trismus diminue, on peut faire boire le malade; mais bientôt survient une nouvelle attaque de convulsions toniques, et ainsi jusqu'à la mort.

En rapprochant ce fait de quelques observations de tétanie citées par M. L. Corvisart, observations avec trismus, on doit le considérer comme un nouveau cas de contracture des extrémités, généralisée, portée au *summum*, et s'élevant jusqu'au resserrement des mâchoires. Ces cas extrêmes de contracture des extrémités touchent au tétanos spontané. Tout n'est pas encore dit sur cette dernière maladie. Elle se développe souvent, comme le mal de Bright aigu, sous l'influence du froid; or, c'est là une condition fréquente de l'albuminurie. Nous savons d'autre part que les convulsions urémiques ou albuminuriques affectent parfois la forme tonique. Pourquoi le tétanos spontané ne serait-il pas quelquefois et même souvent l'expression d'un mal de Bright foudroyant? Il y a positivement des épilepsies urémiques, comme je le démontrerai plus tard. Pourquoi n'y aurait-il pas un tétanos urémique? Au fond, le tétanos spontané est une question complexe, obscure. Plusieurs auteurs se sont demandé ce qu'était véritablement cette maladie : la réponse n'est pas encore possible. Tout ce qu'on peut dire de plus raisonnable à ce sujet, c'est que le tétanos spontané est probablement symptomatique de diverses maladies, et peut-être devrons-nous faire figurer un jour parmi elles le mal de Bright lui-même.

TÉTANIE PUERPÉRALE.

Donnons le nom de *tétanie puerpérale* à la contracture des extrémités qui survient pendant la grossesse et pendant l'allaitement. La tétanie de cette seconde période a été nommée *contracture des nourrices*. On n'a publié, à ma connaissance, que vingt-sept observations de tétanie puerpérale (1). J'en ajouterai une, total vingt-huit.

A. *Contractures de la grossesse.* — Sur ce nombre d'observations, il en est trois qui appartiennent exclusivement à la grossesse, et cinq autres où l'on voit la tétanie survenir pendant la grossesse et persister pendant la lactation.

Dans mon mémoire sur *l'albuminurie puerpérale et ses rapports avec l'éclampsie*, j'ai donné une observation dont voici l'analyse :

(1) Dancé, 1; Delpech, 14; Lasègue, 2; Verdier, 5; Burresi, 1; Mikschick, 1; Imbert-Gourbeyre, 2; Hérard, 2.

17° OBSERVATION.

Hydropisie puerpérale avec contractures, sans albuminurie. — N..., 38 ans, sixième grossesse, à terme. Anasarque depuis quinze jours. Prise régulièrement depuis six jours pendant deux heures de contractures portant sur les mains et les avant-bras. Aujourd'hui, 11 février, depuis six heures du matin jusqu'à cinq heures du soir, heure de ma première visite, contractures excessivement douloureuses. Cette femme jette les hauts cris; les contractions portent sur les avant-bras et les mains. Les poings sont violemment fermés. Dureté des muscles de l'avant-bras, roideur des poignets, saillie des tendons.

Les contractures se répètent jusqu'au 15, jour de l'accouchement. Morte un mois après des suites de l'hydropisie générale. On n'a jamais pu constater d'albumine dans les urines. (*Loc. cit.*, obs. 22.)

Il est difficile de rattacher ce cas de tétanie à autre chose qu'à une cachexie séreuse non albuminurique (1). J'avais cité cette observation pour soutenir la thèse du mal de Bright sans albuminurie, thèse qui est basée sur un certain nombre de faits, et qui a besoin d'être étudiée encore.

(1) L'observation suivante de M. Vigla a les plus grands rapports avec la précédente, et semble aussi confirmer l'influence de ce genre d'hydropisie sur les spasmes musculaires :

« Un fabricant de chapeaux, âgé de 50 ans, exposé à d'assez grandes fatigues et à l'action d'émanations diverses, rapporte qu'en avril dernier il a éprouvé une sensation inconnue de gonflement dans la poitrine et dans le ventre, en même temps que des fourmillements dans les pieds et dans les mains. Traité alors à l'hôpital et guéri huit jours après. Les mêmes accidents sont revenus chez lui dans les premiers jours de décembre, en s'accompagnant d'œdème de la face et des membres. Le 10 décembre, disait-il, il ne pouvait saisir ses cuisses avec les deux mains. Le 11, au matin, cet œdème existait encore; de plus le malade se sentait maladroit dès qu'il voulait prendre ou toucher quelque chose; ses orteils étaient fléchis d'une manière permanente; il y avait de la dyspnée, et l'on voyait, en examinant de près les mouvements de la poitrine, que si le diaphragme se contractait physiologiquement, les intercostaux offraient une rigidité persistante, par suite de laquelle les côtes se trouvaient immobilisées. Légère céphalalgie frontale, douleurs des bras et de jambes ayant le caractère des crampes. — La contracture se bornait aux muscles des extrémités, aux intercostaux et un peu au grand pectoral ou au grand dorsal; quant à l'œdème, il était difficile de l'expliquer. Rien au cœur, pas d'albumine dans les urines. — Saignée, opium, bains tièdes; amélioration prompte. — Le 15 décembre, le pouce était encore maintenu dans l'adduction, mais les doigts étaient plus libres. Il n'y avait pas de fièvre, et la contracture se produisait à des intervalles beaucoup plus longs. La maladie n'a pas duré plus de huit jours. »

L'observation suivante paraît être un cas de contraction idiopathique survenue sous l'influence du refroidissement chez une femme grosse, sans qu'on puisse admettre ici l'influence de la puerpéralité, à côté de la cause occasionnelle précitée.

18e Observation.

N..., âgée de 34 ans, enceinte de six mois, primipare. — Depuis le commencement de sa grossesse, elle avait joui de la santé la plus parfaite, quand, sur la fin du cinquième mois, après avoir été mouillée étant en sueur, elle fut frappée de contractures douloureuses qui se réveillaient seulement la nuit, durant plusieurs heures de suite, empêchant de fait le sommeil, et qui, partant de l'épaule droite, descendirent en dehors et en dedans du bras jusqu'au coude. Depuis, ces contractions descendirent plus bas et occupèrent l'avant-bras jusqu'au poignet, laissant libres le bras et l'épaule. Dans le même temps, elles commencèrent à se faire sentir encore dans les parties correspondantes de l'autre membre thoracique, et un fourmillement envahit les deux mains. Enfin les contractures, le fourmillement, la douleur, se circonscrivirent dans les deux poignets et les mains, et au lieu de se présenter seulement la nuit, comme dans le principe, elles continuèrent pendant le jour, devenant de temps en temps plus pénibles, les doigts restant dans une flexion presque continuelle et la malade n'étant pas capable de soutenir avec la main le plus petit poids. — La maladie durait depuis plus d'un mois. — On pratique une saignée; la ligature du bras suffit à provoquer dans la main une telle contracture spasmodique que la douleur était devenue presque insupportable; peu d'heures après la saignée, les accidents avaient disparu, les mains reprenant la liberté de leurs mouvements et leur force habituelle. (Burresi.)

19e Observation.

N..., deux accouchements antérieurs; actuellement enceinte de huit mois. Cinq jours avant son entrée à l'hôpital, sans cause connue, il survint une crampe très-douloureuse des doigts et des orteils et dans la main et le pied droits. — 1er mars. Cette crampe ressemble à celle des cordonniers. — Le 4, réapparition des crampes. L'extrémité inférieure gauche, jusque-là libre, est également prise. — Le 5, même état, un peu de frissons. Le soir, accès tétanique, non soulagé par le chloroforme. — Du 6 au 10, accès tétaniques plus violents et plus fréquents. — Le 10, mort survenue pendant une attaque. L'opération césarienne donne un enfant mort . pas d'albumine dans les urines. (MIKSCHICK.)

Je retiens ce fait pour un cas de contracture des extrémités, quoique l'auteur l'ait intitulé tétanos de femme enceinte. J'en donnerai plus tard les raisons, en traitant du diagnostic de la tétanie et du tétanos. L'observation suivante me paraît être aussi un cas de contracture.

20e OBSERVATION.

Une femme de quarante-trois ans, enceinte pour la sixième fois, sujette aux crampes pendant ses grossesses antérieures, fut prise, dans le cours de cette dernière, de crampes plus fortes que les précédentes, et en même temps de vomissements tellement opiniâtres, que l'estomac ne pouvait rien supporter : noix vomique à la dose de trois ou quatre gouttes de teinture, toutes les deux heures. Les vomissements s'arrêtèrent ; mais les crampes continuèrent à se manifester avec violence. La teinture d'acétate de cuivre ne fut pas supportée ; puis le fer amena quelque amélioration ; mais bientôt les crampes reparurent et persistèrent, malgré le valériane, le castoréum, etc. Cependant, après l'ambre, le musc, le fer et la noix vomique, l'état de la malade s'améliora vers le milieu de la grossesse. Trois mois plus tard, les mêmes symptômes ayant reparu, on revint à l'emploi de la teinture d'acétate de cuivre ; cessation des accidents au bout de 36 heures. La fin de la grossesse fut encore orageuse ; mais on combattit de nouveau les crampes par l'acétate de cuivre. Accouchement d'un enfant qui ne paraissait pas être tout à fait à terme. Suites de couches heureuses. (LOBACH, *Verhandl. der physic. medical. Gessellschaft in Wurzburg*, et *Gaz. médicale*, 1853, nº 53.)

Tels sont les faits que j'ai pu recueillir sur la tétanie de la grossesse. Il faut y ajouter pour mémoire la belle observation de Delamotte déjà citée (4e obs.).

MM. Delpech, Lasègue et Hérard ont publié d'autres faits qui sont un lien entre la tétanie de la gestation et la tétanie de l'allaitement et qui prouvent que la maladie produite pendant la grossesse peut se continuer pendant la lactation. Dans l'observation de M. Delpech (obs. 10), c'est une femme quintipare qui, à chaque nourrissage, a été prise de contractures des extrémités; pendant la dernière grossesse seulement, elle en fut également atteinte au septième mois pendant cinq jours, pour les voir reparaître douze jours après son accouchement. Dans l'observation de M. Lasègue, tétanie durant les derniers quatre mois de la gestation, reparue vers le septième mois de l'allaitement.

Les deux observations de M. Hérard sont fort intéressantes et complètes. Les urines souvent examinées n'ont jamais présenté d'albumine. « Ces deux femmes, dit M. Hérard dans son résumé, sont prises, vers le septième mois de la grossesse, de convulsions toniques dans une partie des muscles fléchisseurs des extrémités thoraciques et abdominales, convulsions revenant par accès plus ou moins fréquents, longs et douloureux, s'accompagnant quelquefois chez la première de trismus et de constriction à la base du thorax avec dyspnée; chez la seconde, constamment de perte de la connaissance et de la sensibilité, de spasme de la glotte pendant toute la durée des accès, parfois de trismus et d'opisthotonos, et aussi à la fin de contractions spasmodiques du diaphragme. Dans les deux cas, la maladie se montre rebelle à tous les moyens qu'on lui oppose; puis la grossesse se termine à terme par l'expulsion d'un enfant mort-né. Après l'accouchement, les accès vont s'éloignant peu à peu, s'atténuant graduellement, s'usant en quelque sorte, et cessent enfin, ne laissant chez une des malades, que des traces peu notables qui semblent devoir bientôt disparaître, tandis que l'autre reste encore en proie à certains accidents nerveux. »

Est-il besoin d'ajouter qu'il est impossible de confondre ces cas de tétanie puerpérale avec les crampes si fréquentes dans les derniers temps de la grossesse, survenant même pendant le travail de l'accouchement, crampes bornées aux extrémités inférieures et causées par la pression du globe utérin sur les plexus sciatique et sacré?

B. — *Contracture des nourrices.* — C'est M. le professeur Trousseau qui a mis en vogue cette variété de tétanie. En 1840, 41 et 42, il observa si souvent cette affection à l'hôpital Necker, qu'il se crut autorisé à lui donner le nom de contracture rhumatismale des nourrices.

Des faits pareils avaient-ils été observés par M. Trousseau? Oui, et je rappellerai à ce sujet l'obs. de Ramel en 1788 (1). Peut-être faut-il en voir un autre cas dans une vieille thèse de Montpellier, sur l'hystérie rhumatisante et métastatique, thèse soutenue par le père de l'un de mes honorables collègues, M. le professeur Nivet. On y lit l'observation suivante, observation unique :

21e Observation.

N..., âgée de trente-deux ans, d'un tempérament sanguin, était accouchée depuis deux mois, et son enfant n'avait vécu que trois semaines. Après s'être livrée à des travaux pénibles, elle rentra chez elle, et marcha pieds nus sur des pierres froides et humides : deux heures après, elle éprouva des lassitudes, une forte céphalalgie et *une crampe insupportable aux extrémités inférieures*, des coliques, des borborygmes et des éblouissements, le sentiment d'un globe qui du bas-ventre s'était porté au gosier et menaçait de suffocation la malade, qui cherchait à ôter ce qui lui comprimait le col. En quatre heures, les accidents augmentèrent au point de déterminer l'aphonie, une dyspnée inquiétante avec impossibilité d'avaler; le pouls était plein, dur et serré ; la malade ne pouvait mouvoir les jambes, ni se servir du bras droit. L'usage des fomentations émollientes et de quelques lavements

(1) On lit encore dans Tissot (*Traité des nerfs*, c. III, art. 3) :

« J'ai vu une femme, effrayée, le second jour d'une couche, par la cloche du feu, qui était restée sujette à des spasmes de l'avant-bras si violents qu'elle jetait des cris douloureux toutes les fois qu'elle en éprouvait des accès, qui étaient accompagnés d'une angoisse inexprimable, et les accès duraient quelquefois vingt-quatre heures. »

mucilagineux suffit pour calmer tous ces symptômes alarmants : le pouls se ramollit, et la malade eut un écoulement menstruel (pour la première fois depuis ses couches) qui lui procura une cure radicale. Cette même femme avait essuyé un pareil accès à l'époque où elle fut réglée pour la première fois. (*Dissert. sur l'hystérie*, 14 août 1806.)

22e OBSERVATION.

Convulsio flatulenta post partum sæva, candentibus ferramentis persanata.

Pepererat suo tempore fœmina quædam trigenaria infantem, et vix pertransierant horæ quatuor, quando, supresso omnino menstruo, dolor corripit illam in utroque genu, tibiis, cruribus et plantis pedum, cum nervorum retractione summa, ita immanis et ferox, ut præ doloris sævitie amens et exanimis a lecto exilire videretur... et cum dolor post decem dies ferocius insiliret, valida superveniente febre, cardiaca administrant... et similia, et cum ob dolorem ex intervallis per universos pedes immisericorditer recurrentem, ipsa in animi deliquium incurreret, parti narcotica admovent, sed omnia frustra : nam illa magis dolore, velut rabie percita, vigilans et delirans, totis pedibus veluti, convulsis, animam veluti efflabat. Vocatus ego... ad canterium actuale accedere coactus sum... totos a genu usque ad summos digitos, novaculis acutis bene ignitis cauterizare satius mihi visum est. Quod opus cum semel esset celebratum, et post duos dies factis escharis, ichor quidem lividus emanaret, dolor et reliqua symptomata omnino cessarunt. (ZACUTUS LUSITANUS. *Praxis medica admiranda*, l. I, obs. 45.)

Il est bien probable qu'on doit aussi rattacher à la contracture puerpérale l'observation suivante qu'on trouve dans Horstius et que l'auteur donne avec une symptomatologie trop écourtée : « Femina honesta, cum puerpera esset in septimanam quartam, articularibus doloribus, et convulsivis quoque partium externarum motibus afficitur... (HORSTII *opera*. Goudæ, 1661, t. II, p. 295.)

Parmi les quatre observations de Dance, on voit figurer une femme de vingt-cinq ans qui, accouchée quatre mois auparavant, avait été prise à cette époque de contractures douloureuses des membres qui s'étaient depuis manifestées par intervalles irréguliers. A son entrée à l'hôpital, intermittence régulière des accès ; grossesse consécutive.

C'est avec les faits recueillis dans le service de M. Trousseau que M. Delpech a fait sa thèse. On y trouve quatorze observations de contractures de nourrices. Ajoutez 1 de M. Lasègue, 5 de M. Verdier et celle de Dance, nous arrivons à un chiffre de 22, somme des observations publiées en France jusqu'à ce jour à ce sujet, que je vais élever à 23 par l'observation suivante :

23e Observation.

Femme Barthomeuf, trente-cinq ans, accouchée il y a quelques mois, et allaitant son enfant, entre à l'Hôtel-Dieu le 10 avril 1855 pour contracture des extrémités. Ses attaques viennent pendant la journée durant plusieurs heures, affectant surtout les extrémités supérieures. Elles diminuent rapidement d'intensité, et disparaissent complétement au bout de huit jours. La malade a pris chaque jour une potion avec dix gouttes de teinture de belladone.

Rien de particulier du côté des symptômes, sinon que la malade a remarqué que ses yeux étaient agités d'une manière convulsive, toutes les fois que l'attaque allait venir. Elle s'est plainte en outre souvent d'une sensation de brûlure à la nuque, surtout au moment des crises.

En mars 1856, je vois de nouveau la femme Barthomeuf. Accouchée fin décembre dernier, elle nourrit depuis trois mois. Mêmes contractures que pendant son nourrissage précédent ; traitées par la belladone, elles disparaissent en huit jours.

Reprise en avril 1857, pendant un nouveau nourrissage, elle rentre à l'Hôtel-Dieu, où elle reste une quinzaine de jours. Ses attaques se comportent de la même manière. Mêmes succès par la belladone. La malade se plaint plusieurs fois de douleurs à la nuque avec une sensation de brûlure. Deux jours après sa sortie, elle m'a encore affirmé ressentir à la nuque de la brûlure avec tiraillements.

Retour des contractures en décembre de la même année, pendant le même nourrissage. Potion avec deux gouttes de teinture de Fowler. Rapidement soulagée et guérie en huit jours par ce nouveau remède, elle s'est encore plainte d'une grande chaleur entre les épaules.

Mêmes contractures un mois après. Même potion. Les premières doses ne la soulagent pas. Elle cesse le remède. Guérison naturelle peu de temps après. Il est à noter que depuis treize ans la femme B. a été continuellement en grossesse ou en nourrissage.

Je revois la femme B. en mars 1859. Elle est accouchée depuis deux mois. Craignant le retour de ses crampes, elle n'a pas voulu nourrir. L'enfant est mort au bout de trois semaines. Elle a eu cependant depuis ce temps trois ou quatre fortes attaques de contractures.

Un mois après, je revois encore la femme B., qui m'assure que les crampes ont beaucoup diminué, et que *ça ne lui tord plus les bras* comme au temps du nourrissage, et elle se félicite beaucoup de n'avoir pas nourri. Elle n'éprouve plus dans les membres que des picotements douloureux tout à fait passagers.

En décembre 1860, la femme B. vient me consulter. Elle est accouchée de nouveau au mois d'août; c'est son neuvième enfant. Ses contractures ne sont pas revenues quoiqu'elle nourrisse; mais depuis quelque temps elle éprouve de vives douleurs aux deux coudes, surtout à gauche, le bras de ce côté est roide; elle ne peut nullement le porter en arrière.

Il est nécessaire de présenter sur tous ces faits quelques remarques générales :

1° L'observation (23ᵉ) que je viens de citer offre un exemple frappant de récidives ; neuf grossesses et à partir de la cinquième, à chaque nourrissage, contracture des extrémités. M. Delpech a cité des faits analogues : dans son observation 10, sur quatre grossesses, tétanie à la suite des trois dernières; dans l'obs. 17, 10 grossesses, tétanie dans les huit dernières pendant la lactation. Dans le mémoire de M. Verdier, deux autres observations à l'appui : dans l'une, six grossesses, tétanie dans les deux dernières; dans l'autre, deux grossesses, et tétanie à chaque fois pendant l'allaitement. Donc sur 23 observations, cinq récidives multiples. Ces récidives qui se répètent si régulièrement à chaque grossesse dans la période de lactation n'accusent-elles pas ici une influence étiologique toute particulière? et la puerpéralité ne pèse-t-elle pas de tout son poids sur la production de la tétanie, lorsque, sur 38 observations de contracture chez la femme (1), on voit figurer 23 femmes grosses ou nourrices? C'est surtout à la lactation, période puerpérale ultime et prolongée, que l'on doit rapporter le principal *moment* étiologique : 20 nourrices et 3 femmes grosses.

2° Peut-on rattacher ces faits à l'albuminurie qui a été constatée quelquefois dans les spasmes des nourrices? (Voir Delpech.) Dans mon mémoire *sur l'albuminurie puerpérale*, j'avais émis l'opinion qu'on pouvait, qu'on devait même invoquer cette cause ; mais aujourd'hui j'hésite, et en voici la raison. Dans plusieurs cas de spasmes musculaires chez les nourrices, on n'a pas constaté d'albumine dans les urines; je n'en ai pas trouvé moi-même chez la femme Barthomeuf (2). Secondement, en lisant attentivement les observations connues dans l'espèce, on ne voit pas apparaître les symptômes familiers à la maladie de Bright (œdème, amblyopie, etc.). En outre, rattacher la tétanie à l'albuminurie, c'est la ranger à côté des accidents cérébro-spinaux si fréquents dans le *morbus Brightii* et ordinairement si redoutables. Et comment concilier le caractère bénin des spasmes avec une telle étiologie?

Si c'est là une manifestation de la maladie de Bright, pourquoi ne pas la trouver au moins quelquefois avec sa gravité et ses symptômes habituels? Et de plus, il est reconnu que l'éclampsie ou mal de Bright puerpéral, forme convulsive, survient surtout chez les primipares : or, sur 17 observations de nourrices où la question de primi ou multiparité a été nettement indiquée, toutes les femmes sont multipares et arrivées en moyenne à la troisième ou quatrième grossesse.

J'ai fait toutes ces réserves sur mon opinion première, et je

(1) Dance, 1; Marotte, 1; Delpech, 14; Louis, 1; Grisolle, 1; Lasègue, 4; Costa da Serda, 3; Verdier, 5; Burresi, 1; Mikschick, 1; Hérard, 2; Vinchon, 1; Trousseau, 1; Imbert-Gourbeyre, 2.

(2) Il n'y en avait pas aussi dans l'observation de Mikschick.

sème ici le doute pour appeler plus ample lumière. Les contractures de nature albuminurique ou urémique me paraissent être très-rares pendant l'allaitement ; peut-être en rencontrera-t-on d'autres cas plus nombreux pendant la grossesse. Il faut donc encore observer. Dans tous les cas, en se reportant à ce que j'ai déjà dit sur la tétanie albuminurique, il doit rester établi que, dans l'état puerpéral, il y a des contractures symptomatiques du mal de Bright, et d'autres qui ne le sont pas, et les contractures des nourrices me paraissent appartenir surtout à cette dernière catégorie.

Pour M. Trousseau, la cause la plus active et la plus fréquente de la contracture intermittente, c'est sans contredit l'état puerpéral et l'allaitement. A l'Hôtel-Dieu, sur douze cas réservés aux nourrices, il rencontra un nombre bien plus considérable de contractures que dans les cinquante autres. A l'hôpital Necker, où le service des femmes se composait de 36 lits de nourrices et de 40 lits d'adultes non nourrices, il a observé 40 cas de contracture rhumatismale chez les nourrices, et un seul cas chez les autres adultes. A quoi cela tient-il? Il n'en sait absolument rien.

TÉTANIE TYPHOÏDE.

En 1855, feu M. Aran signale la contracture des extrémités comme complication dans la fièvre typhoïde, faisant remarquer que les auteurs des traités généraux et spéciaux n'en ont pas fait mention. Cette affection a paru survenir épidémiquement sur les sujets typhoïdes de l'hôpital Saint-Antoine, se développant presque constamment à une époque assez avancée de la maladie, et dans la moitié des cas, pendant la convalescence. Ces contractures étaient très-douloureuses; dans quatre cas (4 fois sur 12), les muscles du tronc étaient envahis, présentant une roideur voisine de l'opisthotonos; dans un cas, il y avait léger trismus avec difficulté de la parole et de la déglutition (1).

Déjà M. Hérard avait signalé la contracture des extrémités dans un cas de fièvre au début, et M. Delpech en avait rapporté un autre cas au vingt-neuvième jour; il n'y avait eu qu'un seul accès.

Dans la discussion sur la note de M. Aran, au sein de la Société médicale des hôpitaux, M. Roger a cité un cas de contracture dans le cours d'une fièvre typhoïde, et M. Marrotte, deux autres cas.

Dans la même année, M. Costa da Serda en rapporte une autre observation avec cinq accès, le premier ayant commencé au dixième jour d'un typhus léger (2).

En parcourant mes notes, je trouve qu'en septembre 1857, j'ai soigné une jeune femme pour fièvre typhoïde peu grave; elle était en pleine convalescence depuis cinq à six jours, lorsqu'elle fut prise de contracture aux quatre membres, plusieurs fois dans la même journée; la veille de sa sortie, elle eut le même accident. Les attaques duraient au moins une heure. Je me rappelle aussi avoir vu plus d'une fois, dans la convalescence de cette même maladie, des accès répétés de roideurs dans les doigts; c'était comme des essais ou des commencements de contracture des extrémités, sans douleurs notables et sans gravité.

24e Observation.

Nous avons vu, en octobre 1855, à l'hôpital de Besançon, un homme de quarante ans qui, pendant les quinze derniers jours d'une entérite

(1) Aran, *Note sur une épidémie de contracture essentielle observée chez des sujets atteints de fièvre typhoïde.* — Discussion à ce sujet à la Société médicale des hôpitaux de Paris. (*Union médicale*, 19 juillet 1855.)

(2) *Études cliniques sur la néphrite granuleuse et la contracture des extrémités.* (*France médicale*, 1855.) — Quelques semaines après la note de M. Aran, M. Rabaud, interne de M. Barthez, en publiait une autre, où il relate cinq cas de tétanie typhoïde.

folliculeuse, offrit des contractures permanentes des mains sur les avant-bras, et de ceux-ci sur les bras; en même temps, délire tranquille. Les symptômes du côté du ventre furent très-bénins, et tout se borna là, de sorte qu'à la fin du quatrième septenaire notre malade entrait en pleine convalescence. (Farine, *Des signes pronostics fâcheux dans la fièvre typhoïde*. Thèse de Strasbourg, 1856.)

M. Gubler, dans son excellent mémoire sur les paralysies, vient de publier aussi un cas de contracture dans la convalescence d'une fièvre typhoïde. Il y avait eu albuminurie pendant la maladie, et disparition de l'albumine avant l'apparition de la tétanie. (*Arch. génér. de médecine*, avril 1860; obs. 11e. — Voir aussi une obs. de Forget, de Strasbourg. (*Union méd.*, 1856, n° 129) et Poulet (*Id.*, 1857, n° 2.)

Quoi qu'en ait dit M. Aran, je ne crois pas que le fait de contracture des extrémités dans la fièvre typhoïde soit aussi nouveau qu'il veut bien le prétendre. Il me sera facile de démontrer que c'est là un fait traditionnel.

On pourrait à la rigueur en trouver quelques traces jusque dans Hippocrate, témoin l'observation suivante : *Philistidi Eraclidis uxori incepit febris acuta, rubor faciei sine ulla manifesta causa, paulò post eadem die riguit, convulsio facta est in digitis manuum et pedum, paulo vero hæc invaluit, super-riguit, paulo plus incaluit, et rubor minor, et convulsiones supervenerunt moderatiores*. (Epid., l. VII.)

S'il est difficile de rattacher à la fièvre typhoïde le fait des convulsions, à raison du laconisme de l'observation, au moins est-il permis de soupçonner là le premier exemple de contractures des extrémités qui ait été cité en médecine.

Du reste, le fait de tétanos, ou de convulsions toniques, à la suite de fièvres graves, a été affirmé également par Hippocrate et répété par toute la tradition. Rien de plus vulgaire, depuis longtemps, que la description des contractures dans toutes les fièvres putrides, malignes, lentes, nerveuses, etc., des anciens observateurs des deux siècles passés.

Nous avons rencontré, dit M. Delpech, dans Ettmuller, sous le titre : *Morbus hungaricus spasmus extremorum*, un fait qui nous a intéressé, parce qu'il se rapproche d'une observation de M. Demarquay, citée par M. Imbert, et d'un fait que nous avons observé nous-même. Il s'agit de spasmes toniques passagers observés dans la convalescence d'une fièvre typhoïde, ou pendant son cours. Le malade d'Ettmuller avait été affecté du mal de Hongrie (typhus épidémique). Après avoir décrit la maladie et le traitement, Ettmuller ajoute : *Die 9 junii, cum optime se haberet, a meridie dolor insignis articulos manus, cubiti, humeri et digitorum prehendit ita ut rigidi quasi fierent, quin et spasmo quodam convelleretur maxilla inferior, et præsertim similis dolor spasmodicus colli partem posteriorem et hinc laryngem occuparet.*

Voici une observation du milieu du siècle dernier, où l'on voit la tétanie survenir dans la convalescence d'une fièvre grave.

25e Observation.

Un jeune homme de quatorze ans, à la suite d'une fièvre maligne, fut attaqué d'un spasme universel avec un si grand roidissement de tous ses membres, qu'il m'eût été plus facile de les rompre que de pouvoir les fléchir. Sa respiration devint en même temps si pénible que, ne pouvant plus respirer que par d'épouvantables hurlements, on accusait sa maladie de sortilége. J'eus recours à l'infusion de mille-feuille. Je ne lui en eus pas fait prendre cinq tasses, que je vis avec joie diminuer la tension spasmodique des parties. La respiration devint plus libre, et le malade reprit l'usage de la parole, quoique encore en bégayant. Je ne fus pas moins flatté de voir renaître le jeu des articulations... (Normand, *Ancien journal de médecine*, t. XXXV, p. 520, an 1771.)

Burserius, en traitant *De morbo petechiali*, signalait à côté des soubresauts des tendons les *nervorum distensiones* (1).

(1) Cette expression, que l'on trouve souvent dans les anciens observateurs, a tou-

Pinel et ses élèves ont parlé de ce même symptôme (1).

Hildenbrand est encore plus explicite. En décrivant la période nerveuse du typhus contagieux, il dit avoir eu occasion de remarquer quelquefois *une certaine roideur des doigts et des extrémités*. (HILDENBRAND, *Du typhus contagieux*, trad. Gasc, 1811, p. 104.)

Les récents observateurs de la fièvre typhoïde ont aussi décrit les contractures qui surviennent dans cette maladie. M. Louis ne les a jamais observées chez les sujets revenus à la santé (2). M. Andral (*Clinique*, t. III, obs. 39, 40, 41, 42) rapporte plusieurs faits de fièvre typhoïde avec contractures tétaniques générales et partielles. Il cite même une observation (obs. 35) où l'on voit apparaître pendant plusieurs jours la véritable contracture des extrémités.

Comme on le voit, bien longtemps avant Aran, on avait fait mention de la tétanie typhoïde; et, en outre, il semble résulter des faits précédents que la contracture des extrémités arrive souvent dans la convalescence des fièvres typhoïdes sans aucune gravité pour le pronostic. Quand elle survient dans le cours même de la fièvre, le pronostic peut être favorable ou fâcheux, comme il ressort des faits avancés par MM. Aran, Louis et Andral; et, au fond, cette question de pronostic ne peut être jugée en bonne seméiologie que par le

jours correspondu au mot *spasmus* pris dans son véritable sens de convulsion tonique, comme on peut le voir dans un passage de Lemmius qui a été cité plus haut, à la fin des recherches historiques.

(1) Pinel, *Médecine clinique*. — Desains, *Dissertation sur les fièvres ataxiques et adynamiques*. (Thèse de Paris, 1801.) — Scudéry, *Thèse sur la fièvre lente nerveuse*. (Paris, 1802.)

(2) Voici ce qu'on disait déjà en 1832 au sujet des contractures : « Les spasmes ont leur siége dans les muscles des membres supérieurs, du col, des lèvres, des autres parties de la face et dans le diaphragme. Elles peuvent se présenter sous deux formes principales : la roideur et une alternative de contraction et de relâchement des muscles. Si, sous le rapport du diagnostic, ce symptôme est précieux par sa très-grande fréquence dans la fièvre typhoïde comparativement aux autres affections, il ne l'est pas moins sous le rapport du pronostic par sa gravité, que M. Louis a constatée dans ses observations. Les spasmes forment donc, comme l'assoupissement un des signes les plus précieux de l'affection typhoïde. (Le Bobinnec, *Dissertation sur la fièvre typhoïde*. Thèse de Paris, 1832, n° 200.)

concours des symptômes et, comme on disait autrefois, *ex syndrome symptomatum, prout cœtera consonent.*

TÉTANIES DIARRHÉIQUE, DYSSENTÉRIQUE ET CHOLÉRIQUE.

Depuis Dance, on a souvent noté la coïncidence de la diarrhée avec la contracture des extrémités. Dans les observations de Tonnellé, la plupart des enfants étaient affectés de vomissements ou de diarrhée aiguë ou chronique. De La Berge, sur 29 cas, a constaté l'existence d'une diarrhée plus ou moins copieuse.

On dit que la constipation prédispose aux convulsions toniques et cloniques : nous avons souvent entendu, dans sa clinique, M. Trousseau appuyer sur ce point de la pathologie des enfants, et établir par des faits l'influence de la diarrhée. (Delpech.)

Chez les adultes, comme chez les enfants, dit encore M. Delpech, les affections intestinales ont assez fréquemment accompagné la contracture. Dans plus de la moitié de nos observations, nous avons noté de la diarrhée, des vomissements; deux de nos malades étaient affectés de tubercules pulmonaires (1).

D'après M. Rabaud, les contractures cachectiques surviennent assez fréquemment chez les enfants à la suite d'amaigrissement progressif et de diarrhée prolongée.

26e Observation.

Une femme de vingt-sept ans entre dans nos salles avec un état général complexe, malaisé à définir. On diagnostiqua une entérite tuberculeuse. Dans les derniers jours de sa vie, cette malade fut prise d'une

(1) Voy. surtout les observations 12, 13 et 16 de M. Delpech, où l'on voit la contracture arriver évidemment dans le cours et à la suite de diarrhées plus ou moins prolongées. L'observation 12 est un cas de diarrhée chronique.

contracture intense des extrémités. Lorsque l'accès survenait, elle poussait des cris déchirants, se roulait dans son lit et roidissait ses bras avec force. Ces accidents ne se renouvelèrent que deux fois ; ils étaient suivis d'une gène très-notable dans les mouvements. Peu de temps après, elle succombait à sa tuberculisation. (COSTA DA SERDA, *loc. cit.*)

M. Lasègue a cité également un cas de contracture accompagné de diarrhée, ainsi que M. Depautaine.

Dans une leçon assez récente sur la contracture des extrémités, M. le professeur Trousseau commençait sa clinique en citant l'observation suivante :

27e OBSERVATION.

Cette femme, depuis plusieurs mois, a une diarrhée violente, sans fièvre, sans sueurs nocturnes et sans aucune lésion du côté de l'appareil respiratoire. Très-malheureuse, elle a dû subir de cruelles privations et endurer parfois les tortures de la faim. La malade a de sept à huit garderobes pendant le jour et tout autant pendant la nuit. Je lui ai administré des préparations de quinquina et de sous-nitrate de bismuth, puis j'ai prescrit un bon régime alimentaire. Nous en étions là lorsque hier elle s'est plainte d'éprouver de l'engourdissement dans les deux bras ; elle ne pouvait pas se servir de ses mains pour s'habiller, ni faire usage de sa cuiller pour manger son potage. Dans la soirée et ce matin même, elle a eu plusieurs accès de contracture. (*Gazette des hôpitaux*, 12 avril 1860.)

J'ai vu tout récemment un jeune militaire atteint de diarrhée dyssentérique depuis plusieurs années. Pendant son séjour à l'hôpital et depuis un an environ, il était pris souvent de roideurs dans les doigts. J'ai été témoin de l'un des accès ; c'était une véritable contracture des extrémités, quoique peu intense et peu douloureuse.

De tous ces faits que conclure? Faut-il, comme MM. de la Berge, Rilliet et Barthez, ne pas admettre ici un rapport de cause à effet et n'y voir habituellement qu'une coïncidence?

Il est évident, disent-ils, que les vomissements, les douleurs de ventre, la diarrhée... n'ont aucun rapport avec la contracture des extrémités, et dépendent uniquement de l'entérite, du ramollissement de l'estomac... qui d'ordinaire ont occasionné la mort. (Rilliet et Barthez, *Traité des mal. des enfants*, t. II, p. 490, 494.)

Il y a une autre manière de raisonner qui est beaucoup plus simple, et surtout beaucoup plus claire. L'observation nous enseigne que la contracture des extrémités arrive souvent *à la suite* de diarrhées, qu'elle survient souvent encore dans le cours de diarrhées chroniques : donc la tétanie joue ici un rôle symptomatique pur, et loin de nier le rapport entre elle et la diarrhée, il faut au contraire l'affirmer.

La contracture des extrémités existe aussi dans le choléra, et c'est là une forme symptomatique dont je ne veux point faire l'histoire (1), parce qu'elle est trop connue. De même que l'on voit la contracture survenir pendant la fièvre typhoïde et sa convalescence, de même on la constate non-seulement pendant le choléra, mais encore à la suite de cette maladie. MM. Grisolle et Lasègue en ont rapporté chacun un exemple, ainsi que M. Larquet. Dira-t-on que les crampes des cholériques n'ont aucun rapport avec le choléra? Évidemment ce serait déraisonner sur le terrain de la patholo-

(1) Des crampes douloureuses s'emparent de ses membres et lui arrachent des cris perçants. Elles commencent par les orteils et les doigts, qu'elles semblent prendre nécessairement les uns après les autres. Elles se propagent de là aux mollets, cuisses, avant-bras, bras, puis aux épaules, aux lombes, au dos et au ventre qui est rétracté vers l'épine. Ordinairement ces crampes sont précédées et annoncées par un fourmillement et picotement incommodes. (Eydoux, *Considérations générales sur la nature du choléra épidémique*. Thèse de Paris, 1832, n° 250.) — Les crampes ont spécialement leur siége dans les muscles des membres inférieurs. Les membres supérieurs sont aussi fort souvent affectés de crampes dans le choléra ; mais rarement ces crampes se manifestent primitivement. Nous avons observé des contractions spasmoques dans presque tous les muscles de la vie animale. J'ai vu chez quelques malades les pavillons auriculaires appliqués à la région mastoïdienne par l'effet de la contraction des muscles auriculaires postérieurs. (Gratiot, *Propositions sur le choléra-morbus épidémique*. Thèse de Paris, 1832, n° 212.)

J'ai cité ces deux thèses pour démontrer que, dès l'origine du choléra, la tétan avait été signalée dans cette maladie.

gie. Le même raisonnement s'applique à la tétanie qui accompagne ou suit certaines affections diarrhéiques.

Mais, du reste, qu'avons-nous besoin de disserter sur tous ces faits de l'observation moderne, et de les discuter, quand leur interprétation et leur classement ont été donnés depuis longtemps par ceux qui nous ont précédé, c'est-à-dire par la tradition?

Hippocrate avait dit : *Convulsio, aut a repletione, aut vacuatione oboritur*, et Galien, dans ses Commentaires sur les Aphorismes, ajoutait : *Possibile est et propter ipsam vacuationem iis qui supra modum purgantur, convulsionem oboriri, ut quæ cholericis contractiones sæpius eveniunt, ac potissimum eorum qui suris inseruntur musculorum*. (GALENI *Opera*, édit. Kühn, t. XVII *bis*, p. 782.)

Toute la tradition a signalé les convulsions survenant à la suite des grandes évacuations, soit hémorrhagiques, soit diarrhéiques et autres. Les évacuations trop abondantes par les selles, disait Tissot, mènent aussi aux maux de nerfs... Une diarrhée très-forte a les mêmes inconvénients qu'une hémorrhagie. (*Des nerfs et de leurs maladies*, chap. II, art. 5.)

Cœlius Aurelianus, à propos de la passion cholérique, décrit la contracture : *Contractio membrorum cum nervorum tensione ac surarum et brachiorum* ; il en est de même d'Aretée : *Nervi tenduntur, tibiarum, brachiorumque musculi convelluntur, digiti incurvantur*. — Fred. Hoffmann, au chapitre *De cholera et diarrhœa biliosa*, se contente de donner les deux descriptions de Cœlius Aurelianus et d'Arétée. Il confond dans le même chapitre le choléra et la diarrhée bilieuse, leur accorde la même description, n'établissant de différence entre les deux affections que sur l'absence ou la moindre fréquence des vomissements dans la dernière.

Voici quelques observations que j'ai recueillies çà et là, chez quelques anciens observateurs :

28e Observation.

Anno 1667, vocatus sum ad acicularum fabricatorem. Adveniens inveni hominem ambulantem celeri gradu per hypocaustum, spasmo pedes, manus, imo cervicem convellente, ita ut propter doloris acerbitatem jacere, vel sedere non potuerit. Nervi in cruribus retrahebantur ut foveæ fierint pugni profunditate. De causa sollicitus, inquirenti dixit se diarrhæa laborare, et sæpissime alvum exonerasse. Materia secreta erat serum biliosum, ultimo sanguine tinctum. (Wedel.)

Dans la description d'une dyssenterie épidémique, Vater et Vogel disaient : *In aliis totum genus nervorum, aut unus saltem, vel alter digitus in spasmos atque torturam trahebatur miserrimam.* (*Diss.* de Haller.)

Le plus grand mal qui arrivait aux petits enfants dans les cas critiques était un spasme et un retirement des nerfs qui avait lieu dès le commencement. Ces enfants en perdaient même toute sensibilité. (Zimmermann, *Traité de la dyssenterie*, chap. ii.)

29e Observation.

Faber lignarius, 22 annorum, mense decembri 1741, me vocabat; tetano corporis universali afflictus, narrabat febre tertiana pertinaciore laborantem, cortice peruviano se ab ea, elapsis paucis abinde septimanis, liberatum esse. Continua febre se nunc, validaque diarrhæa, et universo torqueri tetano. Epidemica diarrhæa illo tempore cum febre grassabatur, quæ postulabat emeticum. Frustra id ipsi dedi. Diarrhæam nec involventia, nec opiata, nec adstringentia compescuere. Tetanus quoque universalis neque balneis aquæ calidæ, ejusdemque fomentis neque emollientissimis unguentis et cataplasmatibus, ullatenus cessit. Febris autem in dies augebatur. Præscripsi ipsi misturam laudani liquidi...

Altera die melius habuit, et unicam tantummodo alvum putridam deposuit. Die 3, levamen majus. Die 4, tetanus ita emendatus ut lecto movere, ex eodem surgere, cum difficultate incedere... posset. Putrida alvo utcumque pergente, misturam continuavi, usque ad 10 usus illius diem.

Sanus abinde vixit usque in junium mensem 1742. Incidit tunc eamdem in febrem, diarrhæam, tetanum, ignarus a'qua causa aiebat. Vivebat *intemperanter*. Priorum memor dedi illico eamdem misturam; die altero, omnia symptomata cessabant. Sub ejusdem anni finem tertio rediit idem, sed levior, morbus. Formulæ copiam tunc sumsit, ut illico, redeunte morbo, ea uteretur. (Dehaen, *Ratio medendi*, t. V, p. 378, édit. 1767.)

Dehaën fut atteint lui-même de la même maladie : c'était une dyssenterie compliquée de contracture des extrémités généralisée, ou de tétanos. Laissons-le parler lui-même :

30e Observation.

Die 8 decembris, nocte insequente, incido in dysenteriam crudelem, sanguineo-mucosam, cum universi corporis tetano... Porro tetanus erat non maxillæ, sed colli, dorsique rigidissimus, lumborum paulo minus rigidus; sic ut aliquod alimenti, aut medicamenti assumturus, statuæ instar, erigendus essem, lumbis nonnihil se flecti patientibus... Adhibito prudenter opio, tetanus 12 horarum spatio cessavit, et intra septem dies perfecte convalui. (*Id.*, p. 382.)

Ces deux observations de Dehaën établissent suffisamment, je crois, le rapport qui existe entre les contractures et les affections diarrhéiques ou dyssentériques. Le tétanos ne joue ici évidemment qu'un rôle purement symptomatique; il n'a certes pas la gravité du tétanos traumatique; comme pronostic, il marche de pair avec la contracture des extrémités, et au fond, ces prétendus tétanos des anciens observateurs, tétanos spontanés survenant dans le cas de diarrhée, de dyssenterie ou de choléra, doivent être rapportés uniquement à l'espèce nosologique connue aujourd'hui sous le nom de contractures des extrémités.

C'est à cette catégorie qu'appartient l'observation (9e) déjà citée. Voir encore Pinel (*Médecine clinique*, 1804, p. 22), où l'on voit les contractures survenir dans le choléra-morbus des anciens auteurs.

Si les observateurs modernes (de la Berge, Rilliet et Barthez) qui ont nié les rapports entre les affections diarrhéiques et la contracture des extrémités, eussent consulté la tradition à ce sujet, ils auraient certainement affirmé dans ce cas le *symptomatisme* de la tétanie, le rapport de cause à effet, chose établie depuis les premiers temps de la médecine. MM. Lasègue, Aran et Trousseau ont bien entrevu le rapport (1), mais, comme la plupart de nos modernes observateurs, ils ont négligé le contrôle de la tradition ; or il est bon quelquefois de regarder en arrière.

Et pour établir encore mieux que les purgations par le haut et par le bas, qu'elles tiennent au choléra, à la dyssenterie, ou à la diarrhée aiguë et chronique, sont en rapport évident de causalité avec la contracture des extrémités, il n'y a qu'à rappeler un fait peu connu d'ailleurs ; c'est la genèse de ces mêmes contractures par l'émétique, ou la *tétanie stibiée.*

Félix Plater, en citant une observation de vertige épileptique, fait mention de cette propriété physiologique du tartre émétique : *Vomitionem facile ferebat (cum stibio), nisi quod spasmum flatulentum in cruribus sentiebat, non tamen aliquid gravius, indè pati solitus.* (*Observ. cent.* 1.)

On lit dans une des thèses de la collection de Haller, l'observation d'une jeune fille qui prend trois grains d'émétique : vomissements et superpurgation ; *rigent interim artus, ut flecti nequirent ; quinto die fortissima syncope... membra adeo contrahuntur, ut loco moveri flectique nulla vi possent.* (*Thèses de* Haller, t. III., p. 73.)

En dépouillant les nombreuses observations d'empoison-

(1) Parmi les causes que j'ai à mentionner, je dois dire qu'une diarrhée rebelle paraît prédisposer à la contracture ; c'est ainsi que, pendant l'épidémie de 1854, on a pu en observer un assez grand nombre de cas. Dans le principe, cette donnée m'avait, je l'avoue, tout à fait échappé ; mais MM. Lasègue et Aran ont fixé très-sérieusement l'attention des médecins sur la condition de diarrhée préalable. (Trousseau, *Leçon clinique*, *Gazette des hôpitaux*, 12 avril 1860.)

nement par l'émétique, on retrouve assez souvent le même fait d'action physiologique.

On peut, du reste, affirmer la même propriété à propos de l'arsenic (1), du cuivre, de la noix vomique, du veratrum, etc., médicaments éméto-cathartiques par excellence. Hippocrate n'a-t-il pas dit à propos de l'ellébore blanc : *Quæ super elleboro venit convulsio, mortifera.* (*Coacæ prænot.*)

Tous ces agents sont capables de produire les spasmes toniques des extrémités. Il serait facile d'accumuler les preuves sur chacun d'eux ; en même temps qu'ils purgent activement *seorsum et deorsum*, ils sont *spasmogènes*, puisant d'ailleurs dans la loi de similitude leur raison d'être *spasmofuges*.

Ainsi, dans les grandes évacuations, qu'elles soient déterminées par une maladie naturelle ou une maladie artificielle, il est familier de voir se développer la tétanie ; entre ces deux termes il y a donc un rapport évident et incontestable.

TÉTANIE CHLOROTIQUE.

On a parlé de l'influence de la menstruation sur la contracture des extrémités. Dance a cité une observation à ce sujet. Dans deux observations de Tonnellé, les accidents disparaissent avec l'établissement des menstrues. Observation de M. Louis, tétanie chez une jeune fille réglée seulement depuis cinq mois. Avant Dance, les faits que j'ai rapportés (Obs. 5e, 6e, 10e) viennent encore à l'appui. Autre obs. de M. Vinchon chez une jeune fille de 15 ans, non menstruée.

Mais jusqu'à présent on a peu indiqué, que je sache, les rapports de la chlorose avec la tétanie. Toutefois, l'influence

(1) Les crampes dans l'empoisonnement arsenical sont un fait symptomatique connu depuis longtemps. Christison (*A treatise on poisons*) fait remarquer que ce symptôme peut se rencontrer dans toute espèce de diarrhée, mais qu'il est surtout fréquent e intense dans la diarrhée arsenicale.

reconnue de la menstruation conduit naturellement à cette question. Quelques rares auteurs (A. G. Richter, Grisolle), en décrivant la chlorose, signalent les crampes, mais sans autre explication.

M. Sandras est le seul (1) qui ait abordé ce sujet : Ces contractions et contractures se trouvent chez des individus essentiellement hystériques et pleins d'ailleurs de force et d'énergie. On les rencontre aussi chez ceux qu'une chloro-anémie très-avancée a rendus sujets à des accidents secondaires de forme hystérique. Dans ce dernier cas, il est difficile de déterminer s'il faut attribuer les contractions et contractures à la chloro-anémie ou à l'hystérie; mais il importe peu de poser cette question, puisqu'alors l'hystérie n'a été elle-même qu'un fait secondaire et que la chlorose domine par conséquent, et dès le principe, toute la question. (*Traité prat. des mal. nerveuses*, t. Ier, 1860.)

M. Marotte a cité une observation de tétanie chez une jeune fille non encore réglée, d'apparence chétive et de faible constitution, généralement mal nourrie et habitant un lieu bas et humide.—Autre observation de M. Fleurot (Thèse de Paris, 1856) chez une fille de 16 ans, manifestement chloro-anémique; les règles, établies récemment, étaient peu abondantes, et leur apparition douloureuse.

Je n'ai jamais rencontré de contractures douloureuses dans l'hystérie chlorotique; et parmi les faits publiés, je n'en connais même pas qui puissent lui être rapportés; il n'en est pas de même de la chlorose simple. J'ai interrogé un grand nombre de chlorotiques à ce sujet, et plus d'une fois elles m'ont répondu qu'elles éprouvaient souvent des roideurs dans les doigts; ce sont des crampes légères et fugaces, et c'est

(1) On lit aussi (*Gazette des hôpitaux*, 1858, n° 103), dans l'analyse d'une thèse de Paris de M. Arzouman, sur les troubles nerveux de la locomotion observés dans la chloro-anémie, que l'auteur y fait figurer la contraction convulsive, la contracture et rétraction musculaire.

là ce qu'on rencontre le plus souvent, comme si c'était un degré initial de tétanie ; mais j'ai vu aussi plus d'une fois ce degré initial s'élever au caractère de véritable contracture. J'ai trouvé récemment une fille depuis longtemps chlorotique : elle me racontait que l'année précédente, pendant trois mois et trois fois par jour environ, elle était prise de crampes douloureuses dans les membres supérieurs ; — *ça lui écartait les doigts*. — Les accès duraient une demi-heure. Les dimanches, ils duraient presque toute la journée ; les crampes se généralisaient et elle souffrait par tout le corps. Voici encore un fait que j'ai observé :

31e Observation.

Fille Verdier, âgée de vingt ans, entre à l'Hôtel-Dieu en décembre 1853 ; n'a jamais été réglée et traîne une santé languissante depuis quatre ou cinq ans. Elle est littéralement rongée de pâles couleurs qui s'aggravent tous les étés. On retrouve chez elle tous les symptômes de la chlorose la plus accentuée.

Depuis deux ou trois ans, elle éprouve toutes les nuits des roideurs dans les doigts, surtout pendant l'été ; en même temps, douleurs dans les deux mains ; elle ne peut les fermer. Elle ressent aussi de la douleur jusqu'au coude. Ces accidents disparaissent dans la journée. Cependant, à une visite du matin, nous constatons qu'elle ne peut qu'incomplétement fléchir l'index gauche, qu'il existe de la roideur à la troisième phalange du même doigt, ainsi qu'au poignet gauche. On entend de petits craquements quand elle veut fermer les doigts.

La malade éprouve tous les soirs, à la nuque, comme des piqûres d'épingle, et cette sensation douloureuse précède toujours les roideurs des doigts. Sortie au commencement de janvier après avoir subi un traitement ferrugineux ; les contractures avaient cessé pendant les derniers jours. — J'ai vu aussi dans mon service, à la même époque, une autre chlorotique se plaignant des mêmes contractures des extrémités supérieures.

Les deux observations suivantes viennent confirmer ce que j'ai dit de la menstruation au point de vue étiologique :

32e Observation.

Françoise Batisse, fille de dix-huit ans, n'ayant jamais été réglée, entrée le 16 avril à l'hôpital, où je la vois le soir à cinq heures.

Elle prétend avoir eu les deux dimanches derniers une attaque dans laquelle elle aurait perdu la vue et les autres sens. Elle ne donne pas à ce sujet de plus amples renseignements.

Depuis trois jours, elle éprouve des douleurs considérables dans les bras, surtout aux deux poignets. Les doigts se roidissent, tantôt se fermant dans la main, tantôt restant demi-fléchis et écartés les uns des autres. Elle souffre aussi beaucoup dans les mollets, surtout quand elle marche. Elle n'a pas dormi la nuit passée à cause des douleurs. Elle prétend que cela lui trouble la vue, et qu'il y a des moments où elle ne voit pas clair. La pupille est dilatée ; il existe un peu de conjonctivite oculaire. Depuis hier, elle souffre davantage du bras gauche. Au moment de la visite, il n'y a pas de contractures. Les mouvements des bras sont très-faciles ; elle n'y éprouve que de l'engourdissement. Aucune douleur le long du rachis. (Une pilule d'opium.)

Le 17 au matin, a bien dormi et n'a pas souffert depuis son entrée. (Trois pilules.)

Le 18, les contractures sont revenues depuis hier soir, à cinq heures, et la malade a gémi toute la nuit. La douleur existait surtout au poignet et aux articulations métacarpo-phalangiennes gauches, moins forte à la main droite. Le poignet gauche était fermé. Douleur forte dans les mollets. Ce matin, elle a eu des éblouissements passagers ; apyrexie. Il n'y a pas de contractures au moment de la visite. Elle dit souffrir un peu à l'avant-bras gauche, et que ça y saute. On y voit, en effet, par moments, de petites secousses. (Potion, sirop de morphine 30 grammes.)

Le 19, les attaques ont cessé ; le 20, a souffert un peu dans les membres pendant la nuit, mais sans roideur. (Même traitement.)

Sortie guérie le 25.

33e Observation.

Fille Lacombe, dix-huit ans, entrée le 17 mars 1853 à l'Hôtel-Dieu, se dit malade depuis le 1er janvier. Pendant tout ce premier mois, elle a été sujette à des attaques de contractures qui la prenaient chaque jour de sept heures à midi; elles ont disparu pendant six semaines, pour revenir deux jours avant son entrée à l'hôpital. Elle n'est pas réglée depuis quatre mois. Il y a deux ans, elle a éprouvé la même maladie, un mois durant; bien réglée alors.

Des contractures viennent tous les jours de trois heures du matin à sept heures. Pendant une de ces attaques, nous constatons qu'un des poings est complétement fermé, tandis qu'à l'autre main les doigts sont écartés, la première phalange étendue sur la face dorsale, et les deux autres fléchies. La douleur existe depuis le coude jusqu'aux extrémités des doigts; elle paraît peu forte, puisqu'elle n'arrache à la malade ni cris, ni gémissements.

Au bout de quelques jours, sous l'influence de la noix vomique, les contractures douloureuses dégénèrent en simples roideurs passagères. Sortie le 20 avril, à peu près guérie, et n'ayant rien éprouvé aux extrémités inférieures.

L'année suivante, au 1er mars, la fille Lacombe est venue me voir en consultation pour me dire que la même maladie l'avait reprise depuis quinze jours, que les attaques venaient depuis sept heures du matin jusqu'à quatre heures du soir, et qu'elle avait aussi des crampes dans les pieds. Non réglée depuis deux mois, elle se proposait de rentrer à l'hôpital dans le cas d'aggravation. Je ne l'ai plus revue.

Chlorose, anémie, aménorrhée, voilà trois états pathologiques qui paraissent jouer un certain rôle dans la genèse de la tétanie. Il faut donc ajouter cette affection aux nombreux accidents qui découlent de cette trilogie morbide.

TÉTANIE VERMINEUSE.

Si l'on a trop exagéré dans le siècle dernier l'influence des vers sur un grand nombre de maladies, d'un autre côté on peut dire que notre époque est tombée à ce sujet en réaction contraire. L'observation ultérieure parviendra, je n'en doute pas, tout en corrigeant ce qu'il y a eu d'excessif dans les idées anciennes, à confirmer ce qu'il y a eu de vrai dans la tradition sous ce rapport étiologique. En attendant, je crois qu'il est possible de rattacher parfois la contracture des extrémités à la présence des vers dans le canal intestinal, quoique les observateurs et entre autres MM. Rilliet et Barthez se taisent complétement sur ce point.

Dans ma thèse, j'ai déjà cité une observation de contracture, où l'on voit la guérison chez un adulte coexister avec l'expulsion de nombreux entozoaires.

Faut-il voir un fait analogue dans l'observation suivante, d'ailleurs très-peu détaillée, due à un vieil auteur?

34e Observation.

Cum anno 1667 Zittaviæ degerem, curæ meæ committebatur puer 5 annorum qui ad quartum usque annum bona valetudine usus erat. Circà initium quinti anni, male se habere cœpit,—febris lenta, ventris tumor... quibus subsecuta brachiorum, præprimis autem pedum contractura, ita ut neque stare, neque amplius ambulare posset. — Causam hujus metamorphoseos lumbricos esse ratus, curam ad debellandos eos instituendam duxi, quod et felicissimo successu præstitit. (Melch. Fribe-Manget, *Bibliotheca med. prat.*, art. *Convulsio.*)

A cette observation, qui au fond a peu de valeur, joignons la suivante qui est complète et sur laquelle il ne peut pas y avoir d'hésitation. C'est la meilleure preuve que l'on puisse trouver de la tétanie vermineuse.

35e Observation.

N..., âgé de dix-neuf ans, se plaignait, dès le soir de son entrée à l'hôpital, d'une crispation dans les doigts et les poignets, et à tous les symptômes de la plénitude gastrique pituiteuse, se joignaient une démangeaison profonde des narines, un sentiment grave et incommode de strangulation, et quelques pincements de l'estomac, qui me firent soupçonner une complication vermineuse. Je me proposais de lui prescrire un vomitif le lendemain matin; mais, pendant la nuit, la contraction des poignets, en augmentant d'intensité et en se propageant, était devenue universelle, et à ma visite, je trouvai le malade dans un véritable état de tétanos, qui permettait pourtant un peu de jeu dans les mâchoires.

Fatigué de n'obtenir aucun effet de divers antispasmodiques, je me décidai à lui faire prendre le troisième jour de l'émétique, qui lui fit vomir un paquet de dix-sept vers lombricaux vivants, et pousser trois selles copieuses, mêlées aussi de vers de la même espèce. Après l'action du remède, amélioration : les membres acquirent pour quelques heures un peu de souplesse, mais les deux poignets restèrent constamment fermés, et la roideur de tout le corps se renforça le soir et se soutint dans le même état.

Le 5, nouvel émétique ; expulsion par le haut d'un peloton de onze vers ; on en observa quelques-uns dans les selles. Dès ce moment, à l'exception des poignets, la mobilité des membres se rétablit pour se ralentir cependant un peu dans la soirée.

Les 6 et 7, même situation avantageuse, un peu de sueur. Purgation.

Le 8, nouvelle purgation ; cessation complète du spasme des poignets qui subsistait seul.

Le 11, nouvelle purgation. — Sueur considérable. — Guérison consécutive. (Deplaigne. — *Observation sur le tétanos.* — *Journal général de médecine*, an VIII, t. VIII.)

En faisant des recherches multipliées dans nos archives scientifiques, on trouverait probablement un plus grand nombre de faits relatifs à la tétanie vermineuse. Zacutus Lusitanus a cité un cas d'opisthotonos guéri par l'expulsion des lombrics (*Praxis med. admiranda*, l. II, obs. 41) ; c'est la tétanie généralisée. Voir encore dans les *Acta naturæ curiosorum* trois autres faits de contracture vermineuse. (Dec. 1, ann. 3, obs. 36, et ann. 7, obs. 236 ; dec. 3, ann. 9, obs. 54.)

M. Legendre (*Arch. génér. de méd.*, décembre 1854) a publié une observation d'épilepsie vermineuse guérie par le kousso. Les accès étaient précédés d'un aura, consistant en un fort engourdissement des doigts, accompagné d'une rétraction très-énergique, de sorte que si quelqu'un de fort pouvait étendre les doigts et comprimer les poignets, l'accès n'avait pas lieu.

Je parlerai plus tard de la tétanie des épileptiques, à laquelle se rattache le fait précédent. « Parmi les causes d'épilepsie qui ont une origine abdominale, aucune n'est incontestablement plus active que la présence des vers dans les intestins. On doit s'étonner qu'elle soit si rarement indiquée par les auteurs contemporains quand les anciens traités abondent en exemples qui semblent, à cet égard, authentiques... Il suffit d'envisager les désordres nerveux, folie, état comateux, *convulsions multiformes*, inhérentes au séjour irritant des entozoaires, pour concevoir que l'épilepsie puisse, à l'égal de ces dispositions morbides, y trouver sa raison d'être. (DELASIAUVE, *Traité de l'épilepsie*. Paris, 1854, p. 250.)

Il paraît démontré par les faits que, parmi les *convulsions multiformes* vermineuses dont on vient de parler, doit figurer la tétanie vermineuse.

TÉTANIE ALCOOLIQUE.

Personne, que je sache, n'a encore affirmé que l'alcoolisme, soit aigu, soit chronique, fût une cause de contracture des extrémités, ou, en d'autres termes, que la tétanie pût figurer dans la nombreuse symptomatologie de l'alcoolisme. Je n'ai aucune observation personnelle à ce sujet ; mais en parcourant diverses observations que je vais citer, je crois que l'on peut, sans conteste, affirmer en ce cas l'influence étiologique en question.

Je rappellerai d'abord l'observation de Craanen (obs. 3e), dont le sujet était ivrogne de profession : *Vir crassa cerevisia quotidie se inebrians.*

C'est surtout dans le beau traité de Magnus Huss, sur l'alcoolisme (1), que l'on trouve d'assez nombreux faits.

Dans l'obs. 9, il est question d'un homme de trente-huit

(1) Magnus Huss, *Chronische Alkoholskrankheit*. Stockholm, 1852.

ans, largement adonné aux spiritueux. Il avait eu depuis trois ans plusieurs attaques de *delirium tremens.* A la suite de la dernière, il lui était survenu en outre des crampes dans les jambes et les pieds. Elles consistent, dit M. Huss, en ce que les fléchisseurs se contractent involontairement avec des douleurs si violentes qu'elles arrachent souvent des cris au malade. Ces accès se reproduisent à des temps indéterminés, durent quelques minutes; la contraction, comme le relâchement des muscles, n'arrive pas tout à coup, mais progressivement.

On voit aussi, dans l'obs. 11, les mêmes accidents se reproduire dans les mêmes circonstances; mais ici la contracture porte sur les extrémités supérieures comme sur les inférieures.

Chez un autre vieil ivrogne de profession (obs. 14) qui avait eu déjà plusieurs attaques de délirium tremens, des vertiges, des convulsions même épileptiformes, il est encore question de contractures douloureuses des extrémités inférieures, accompagnant la paralysie incomplète de ces mêmes extrémités. Dans l'observation 16, on trouve encore un exemple de tétanie des extrémités inférieures.

Huss se sert du mot suédois *Sendrag* pour désigner ces contractures, et le traducteur allemand dit dans une note que le mot suédois correspond au mot vulgaire allemand *Kamm* qui signifie proprement crampe, et par lequel on entend une contraction douloureuse des tendons des extrémités.

« Ces crampes, dit Huss, ont leur siége dans les fléchisseurs des pieds et des jambes, quelquefois dans les extenseurs; elles attaquent très-rarement les muscles lombaires, et je les ai vues encore plus rarement dans les extrémités supérieures. Elles sont très-douloureuses pour le malade, et lui font pousser souvent des lamentations. Elles surviennent à l'état de veille, et quelquefois aussi pendant le sommeil, à l'état de mouvement comme à l'état de repos. Elles apparaissent à divers intervalles, plusieurs fois dans une heure, comme une fois par jour et plus rarement. La contraction musculaire se fait tantôt brusquement, tantôt lentement; mais le relâchement ne s'opère que peu à peu. L'attaque dure orniraiement d'une à plusieurs minutes. Je ne saurais dire si les deux jambes sont prises en même temps, ou successivement; cela varie beaucoup. »

En 1855, M. Costa da Serda a publié l'observation suivante, dont voici l'analyse :

36e Observation.

Marie Robidat, quarante-cinq ans, arrive dans notre salle avec tous les symptômes d'une vive excitation cérébrale. Le jour précédent, elle a eu successivement plusieurs attaques qui ont duré deux heures. — Elle est convenablement réglée, mais a un goût trop prononcé pour la boisson.

L'examen des parties malades nous donne les résultats suivants : les doigts à demi fléchis sont ramenés les uns vers les autres dans l'adduction; et le pouce, porté vers la face palmaire, est étendu sur la région hypothénar. La régidité des mains est considérable, et il est impossible de les ramener dans l'extension. Les muscles de la partie antérieure des avant-bras sont durs et tendus comme des cordes, le côté gauche est plus affecté que le côté droit. De plus, il y a à droite une roideur assez notable dans les muscles de la nuque, et notre femme meut la tête avec difficulté. — En même temps rougeur de visage, expression de colère, animation, loquacité, fréquence de la respiration et du pouls. Guérison consécutive au bout de quelques jours. — Bains, belladone et saignées.

Tels sont les faits d'observation moderne que j'ai pu recueillir çà et là (1); il en existe sans doute beaucoup d'autres. Du reste, il a toujours été de tradition que les excès alcooliques

(1) Certaines personnes, dit M. Sandras, si elles ont pris, même aux repas, un peu plus de vin qu'à l'ordinaire, surtout si c'est du vin blanc, et particulièrement de ces vins blancs aigrelets et doux qui cachent sous des apparences innocentes et agréables une action marquée sur le système nerveux, peuvent s'attendre à être tourmentées, pendant la nuit suivante, de crampes multipliées. (*Traité pratique des maladies nerveuses*, t. I, p. 447, éd. 1860.)

engendrent les convulsions. Or, le mot générique de convulsion a toujours renfermé aussi les espèces cloniques et toniques. Quoique la forme clonique soit plus fréquente dans l'alcoolisme, on y rencontre aussi la forme tonique, et par contre, la contracture des extrémités. Boerhaave (*De morbis nervorum*) parle d'un homme à qui l'excès du vin de Bourgogne avait occasionné un spasme si général, qu'il était roide comme une statue ; une saignée de deux livres le rétablit sur-le-champ (1).

Il faut donc, je crois, admettre une tétanie alcoolique. Ces faits paraissent peu connus. Dans une thèse récente d'agrégation, M. Racle, qui a emprunté beaucoup au livre de Huss, a négligé ce point de symptomatologie qu'il faut restituer dans l'histoire de l'alcoolisme (2).

Du reste, il n'y a pas que l'alcool qui puisse déterminer la contracture des extrémités. Il existe un grand nombre de médicaments *tétanogènes*, la plupart des agents dits narcotiques, la noix vomique, le seigle ergoté, etc., ce qu'il serait très-facile de démontrer. Mais une telle démonstration nous mènerait trop loin. Il suffira de l'affirmer pour faire comprendre que, dans le cas d'empoisonnement par ces diverses substances, on peut voir figurer aussi la contracture des extrémités dans le cortége des symptômes suscités par les agents toxiques.

TÉTANIE DES ONANISTES.

L'onanisme me paraît jouer un rôle évident dans la pro-

(1) La tradition a positivement entrevu ces faits. C. Musitanus dit, en parlant de la crampe : « Appellatur etiam spasmus flatulentus, cui *in primis ebriosi*, et qui ad arthritidem nonnihil inclinant, sunt obnoxii. (MUSITANI *opera. Colonia Allobrogum.* 1701. T. I, p. 131.)

(2) M. Thomeuf (*Essai clinique sur l'alcoolisme, Thèse de Paris*, 1859), parmi les nombreux symptômes de la dypsémanie alcoolique, fait figurer les *crampes* et soubresauts des tendons de l'avant-bras. — La thèse de M. Racle est du concours de 1860, Paris.

duction de la tétanie. C'est d'après mon observation personnelle et en compulsant d'autres observations que je suis arrivé à déterminer ce point étiologique. M. Barrier, du reste, a signalé cette cause depuis longtemps.

37e Observation.

Fille Brousse, âgée de vingt-trois ans, entrée à l'Hôtel-Dieu le 27 février 1853, réglée tous les mois, se plaint d'avoir mal à la tête et à l'estomac depuis quatre ans. Prise, le jour de son entrée, d'une attaque de contracture aux extrémités supérieures qui a duré trois heures, a eu semblable attaque quinze jours auparavant, et, dans l'intervalle, les mains étaient endolories, avec picotements et roideur dans les doigts, ce qui l'a empêchée de travailler.

A part l'attaque du 27, elle n'éprouve pendant les premiers temps de son séjour que les symptômes précités ; elle se plaint en outre d'une douleur interscapulaire, douleur qu'on développe par la pression de la première et seconde vertèbre dorsale ; elle ressent à cet endroit une chaleur habituelle.

12 mars. — La malade ne se plaignait plus que de quelques roideurs dans les doigts, lorsqu'elle a été prise le matin d'une attaque de contractures, avec douleur violente aux poignets, pouces fléchis dans la paume de la main, doigts roides et légèrement écartés, main demi-fléchie sur l'avant-bras. L'attaque a duré de 5 heures à 10 heures. — Même attaque le lendemain ; — idem le 21. — Dernière attaque très-forte le 2 avril.

La douleur et la chaleur de la nuque ont fait place plus tard à de petites secousses qu'elle a ressenties habituellement aux reins et sur le derrière du col.

Traitée successivement par l'acétate d'ammoniaque, la belladone et la noix vomique qui ne paraissent pas avoir eu une action thérapeutique bien marquée.

La malade n'a jamais rien éprouvé dans les jambes ; sortie guérie le 8 avril.

Cette fille était sujette à des habitudes d'onanisme, et m'en a fait l'aveu plusieurs fois.

Dans une réunion de la Société médicale du deuxième

arrondissement (Paris), M. Piogey cite à propos de contracture le fait suivant :

38e Observation.

Un jeune homme de dix-huit ans, adonné depuis longtemps à la funeste habitude de l'onanisme, qu'il pratiquait à outrance (dix à douze fois par jour), a été pris subitement de douleurs aiguës dans les membres supérieurs, et bientôt après de contractions tétaniques. — Appelé près de lui vers la fin de février, M. Piogey constata une flexion prononcée des deux pouces avec une tendance analogue aux autres doigts des deux mains. Ces dernières étaient elles-mêmes fortement fléchies sur l'avant-bras, et celui-ci sur le bras. Il y avait même impossibilité de mouvement dans ces diverses parties, mais plutôt par excès de douleur que par paralysie véritable. Ces symptômes allèrent successivement en augmentant jusqu'à la nuit, et diminuèrent notablement pendant le sommeil, sans cependant cesser complétement. Le lendemain, en effet, les parties fléchies la veille purent être remises en extension sans trop de douleur, et y restèrent, mais avec une diminution très-appréciable dans la sensibilité et dans le mouvement. Ce malade présenta en outre une surexcitation nerveuse générale, et particulièrement des hallucinations. Les pupilles étaient contractées, les objets extérieurs paraissaient au malade continuellement en mouvement. L'électricité, employée un peu plus tard, détermina des douleurs aiguës. — La contracture persista et parut affecter la forme intermittente. Le sulfate de quinine échoua comme l'électricité : sous l'influence d'un traitement tonique, principalement ferrugineux, tout disparut rapidement, et les contractures et les aberrations de la vue.

M. Huet-Desprez affirme, de son côté, avoir eu souvent l'occasion d'observer chez les jeunes détenus, à la suite de l'abus de la masturbation, des contractures analogues à celles dont M. Piogey vient de parler, mais toujours sans paralysie consécutive. — Cette affection était généralement peu grave, mais les rechutes étaient fréquentes et toujours en raison de la cause qui leur donnait lieu. (*Société méd. du 2e arrond. — Union médicale*, 1856, n. 40.)

Déjà en 1840, un médecin allemand avait publié dans le

Journal général homœopathique l'observation suivante que j'analyse :

39e Observation.

N..., âgé de vingt ans, onaniste d'habitude, est sujet depuis une année à une espèce de crampe des extrémités, dont voici les symptômes : Lorsqu'il est assis et que les pieds ne touchent pas à terre, il ressent à partir de la hanche des fourmillements et des élancements tout le long des membres inférieurs ; puis les jambes se fléchissent sous l'influence d'une contraction tonique, qui disparaît au bout de trois à cinq minutes, pour se reproduire dans les mêmes circonstances. De même, après un travail forcé, ou lorsqu'il appuie les mains pendant quelques minutes sur le côté, il éprouve aussi à partir de l'aisselle les mêmes fourmillements et élancements, et il survient un tétanos des mains et des avant-bras; les doigts participent aussi à cette tension spasmodique, et restent cinq minutes environ dans cette position. Toutes les autres fonctions se font régulièrement, à part celles du larynx, cet allié du système génital, qui ressent si souvent les contre-coups des désordres dont ce dernier est le siége.

Le malade éprouve habituellement un sentiment de douleur et de roideur dans le cou ; la voix est enrouée, et il tousse surtout en plein air. — Avec *ignatia* 6, pas d'amélioration. — Au bout de trois doses de *calcarea* 3, disparition des crampes et des douleurs cervicales. *Hepar* 4 fait ensuite disparaître l'enrouement. — Guérison complète consécutive. (Frank, *Allgem. hom. Zeitung*, 1840, t. XVII, p. 99.)

Constant (1832) a cité aussi une observation de tétanie chez un enfant de cinq ans qui avait l'habitude de la masturbation.

On ne peut nier, en présence de tous ces faits, l'influence étiologique de l'onanisme; il faut surtout remarquer ici la fréquence des récidives. (Huet-Desprez et Frank.)

CONTRACTURE DES TAILLEURS ET DES CORDONNIERS.

Murdoch a le premier signalé la profession de cordonnier, de tailleur et de couturière comme influence étiologique. De la Berge n'a cité qu'une observation de contracture; c'était aussi chez un cordonnier; il trouve l'explication étiologique de Murdoch ingénieuse. Sur les sept observations de ma thèse, il y a trois cordonniers et deux tailleurs. M. Grisolle a publié une observation de contracture chez un cordonnier, et M. Marrotte, une autre chez un tailleur. M. Trousseau a vu deux cordonniers pris de la même affection.

Les mêmes faits ont été observés au delà du Rhin : et cette double influence professionnelle a paru si positive à quelques médecins allemands qu'ils ont appelé la contracture des extrémités crampes des cordonniers, crampes des tailleurs (*Schusterkrampf, Schneiderkrampf*).

Warrentrapp est le premier en Allemagne qui lui ait donné le nom de *crampes des cordonniers*. Sur sept cas observés par lui, 6 s'étaient présentés chez des gens de cette profession.

En 1851, dans le journal de Henle (*Zeitschrift für rationnelle Heilkunde*), le docteur Clément admet le même nom; la description qu'il fait de l'affection nerveuse des cordonniers coïncide avec la véritable contracture des extrémités.

L'année suivante, Battmann (*Allg. homœop. Zeitung.*, XXXIV) dit avoir rencontré souvent, en qualité de médecin de la corporation des cordonniers, l'affection qu'on a appelée *crampe des cordonniers*, *crampe des écrivains*; ce qui est pour lui la même chose. Voici la description qu'il en donne :

Les malades veulent-ils prendre un petit objet comme une aiguille, une plume, ou le tenir quelque temps, alors leurs doigts se roidissent subitement, tantôt en s'écartant, tantôt en s'incurvant, et gardent cette position plus ou moins longtemps; ils mettent souvent fin à la crampe en redressant les doigts avec l'autre main. Quoique les doigts de la main droite soient spécialement affectés, j'ai vu cependant ceux de la main gauche être pris en même temps. Cette affection n'attaque en général que des individus jeunes et bien portants. *Stannum* m'a toujours réussi jusqu'à présent, à la dose d'une goutte par jour, 4e ou 10e puissance. Ordinairement la guérison s'est effectuée en 14 jours, je n'ai point vu de récidive.

En 1854, Kæsemann, autre médecin homœopathe, fait remarquer que la crampe des cordonniers a été aussi appelée *Melkerkrampf* par Basedow qui l'a rencontrée chez des individus occupés à traire les vaches. En présence de ces dénominations différentes, il veut aussi avoir le droit de nommer cette affection *crampe des tailleurs* (*Schneiderkrampf*), attendu que les deux observations qu'il publie ont été prises sur des gens de cette profession. J'analyse ces observations.

40e Observation.

N..., garçon tailleur, dix-huit ans, vint, le 17 février, me raconter que, depuis huit jours, il éprouve au pouce gauche une rigidité spasmodique qui le fait contracter sur le dos de la main. Au bout de quelques minutes, les autres doigts se fléchissent en s appliquant sur la paume de la main, et sa main devient engourdie et insensible. Quelquefois les accidents prennent les deux mains. Au bout de quelques jours, il est survenu des élancements et de la pesanteur dans les jambes, ce qui l'empêche de marcher et le force habituellement à s'asseoir. Les crampes des mains disparaissent, au contraire, par le travail, en portant des fardeaux ; il se porte bien du reste. Je ne constate aucune sensibilité le long de la moelle épinière.—Je prescris : *secale cornutum*, 0,2, gtt. 6, matin et soir.

Le 21, le malade me raconte qu'il n'a plus eu de crampes, qu'il n'a eu que des fourmillements, il y a deux jours, à l'occiput et au dos. — Même prescription. Guérison consécutive.

41e Observation.

N..., garçon tailleur de vingt ans, s'adresse à moi le 15 juin. Depuis le printemps, il éprouve constamment, lorsqu'il est assis, et quelquefois, seulement en marchant, des piqûres aux premières vertèbres dorsales, entre les épaules, qui s'étendent jusqu'aux mains et qui s'augmentent par la pression. Il lui arrive aussi de sentir fréquemment des fourmillements par toutes les extrémités, et quelquefois de la roideur et une tension spasmodique des doigts, ce qui l'empêche de coudre durant quelques minutes. Il ressent souvent à l'épigastre de la pression avec gonflement. — La couture augmente la douleur dorsale. Il n'éprouve rien la nuit. Bon appétit. Je prescris : *secale cornutum*, 0,20, gtt. 12, deux fois par jour.

Le 21, les douleurs ont diminué dans le dos ; elles ont augmenté dans les bras et à l'épigastre, il n'y a plus de fourmillements ; il peut coudre. — Guérison complète dès le 24. (Kæsemann, *Allgemeine homœop. Zeitung*, t. XLVIII, nº 19, 1854.)

Tels sont les faits que j'ai pu recueillir sur la crampe des tailleurs et des cordonniers. Ils ne constituent nullement une forme particulière de la maladie ; il n'y á là qu'une question d'influence professionnelle ; faut-il réellement admettre cette étiologie?

Murdoch a cherché le premier un rapprochement entre les professions de couturière, de tailleur et de cordonnier et les rétractions spasmodiques. M. Delpech, sans repousser ce rapport, essaye de l'expliquer par les conditions fréquentes de refroidissement auquel sont exposés ces ouvriers.

M. Corvisart note que, sur vingt-deux cas où les professions ont été indiquées, il y avait cinq cordonniers et trois tailleurs, que les quatorze autres cas appartiennent à des professions telles que celles de corroyeur, chamoiseur, menuisier, etc. D'où il conclut que ce sont plutôt les professions rudes qui prédisposent à cette affection, tout en tenant compte surtout des conditions hygiéniques diverses où se trouvent les maladies.

En complétant la statistique de M. Corvisart (1), on trouve, sur vingt-sept cas de contracture avec indication des professions, sept cordonniers et cinq tailleurs.

(1) J'ajoute à cette statistique les deux observations de Kæsemann, plus deux observations de M. Trousseau (1855 et 1860), et une autre de M. Aran. (*Bulletin de thérapeutiqu e 1860*, nº 6.)

Ainsi les cordonniers et les tailleurs, d'après ce simple relevé, atteindraient près de la moitié du chiffre total des professions.

Et maintenant, si l'on considère que, dans cette statistique, à part deux observations, nous avons négligé les nombreux faits signalés par les médecins allemands, on ne pourra pas s'empêcher de reconnaître ici une influence professionnelle marquée, quelle que soit l'explication que l'on en donne. Avouons donc qu'en fait de contracture des extrémités, les tailleurs et les cordonniers ont aussi *leur spécialité* (1).

TÉTANIE ÉPILEPTIQUE.

On a dit avec raison que les excentricités du mal caduc étaient nombreuses. (Delasiauve.) Les travaux modernes sur l'épilepsie ont conduit à lui reconnaître quatre degrés principaux : les absences, les vertiges, les accès intermédiaires et les chutes. (Calmeil, Herpin, Delasiauve.) Je veux établir que, parmi les accès intermédiaires signalés par M. Herpin, doit figurer la contracture des extrémités, et que l'épilepsie peut parfois se masquer parfaitement sous cette forme. J'en donne pour preuve l'observation suivante que je crois unique dans son genre.

(1) On lit dans une thèse le passage suivant qui vient à l'appui de cette *spécialité* : « Une chose très-remarquable chez les cordonniers, c'est la fréquence des affections du cerveau et du système nerveux. Ramazzini n'en parle point, et cependant presque tous les médecins ont remarqué, dans les consultations, que le malade voit double l'objet qu'on lui présente. D'autres fois, il s'imagine qu'on fait une attention particulière à toutes ses actions, à sa démarche, et il est retenu, comme il le dit lui-même, par une espèce de honte qui l'empêche de parler. J'en ai vu se plaindre de ne pouvoir digérer lorsqu'ils étaient en compagnie. Je ne m'arrêterai point ici à dépeindre toutes les singularités que m'ont présenté quelques-uns de ces ouvriers. Il me serait impossible de trouver, dans l'exercice de leur métier, une cause qui pût expliquer des phénomènes aussi singuliers. » (BONNET, *De l'influence des professions sur la santé. Thèse de Paris*, 1832, n° 203.)

42e Observation.

Marie Broussard, âgée de seize ans, non encore réglée, a été admise en décembre dernier dans un établissement de charité, où j'ai eu occasion de la voir nombre de fois ; plus petite que ne le comporte son âge, mais du reste très-intelligente. Sa maladie paraît remonter à plus de deux ans.

Ce n'est que vers le premier février qu'on a constaté que M... B... était sujette au mal caduc. Sa sœur, qui couchait avec elle, disait qu'elle avait l'habitude de se *secouer* toutes les nuits.

Madame la supérieure de l'établissement, femme très-intelligente, et qui avait eu l'occasion d'avoir vu un grand nombre d'épileptiques, finit par constater *de visu* que les prétendues secousses n'étaient que des attaques d'épilepsie nocturne, caractérisées par cri initial, écume à la bouche, urines involontaires, etc.

On prend des renseignements sur l'origine de la maladie, et l'on apprend qu'elle est survenue, il y a deux ans environ, à la suite d'une peur. Un de ses frères l'avait prise de force et l'avait jetée violemment sur le plancher.

A partir du mois de février, il s'est joint aux attaques nocturnes des accès intermédiaires diurnes consistant en accès violents de contracture des deux extrémités supérieures qui duraient trois ou quatre heures.

J'ai été témoin plusieurs fois de ces accès de contracture, qui ressemblaient exactement à tous les cas de tétanies idiopathiques que j'ai vus si souvent, si bien qu'au commencement j'ai été complétement induit en erreur sur la nature de la maladie, croyant n'avoir affaire qu'à la forme commune de la contracture des extrémités.

Ces accès intermédiaires diurnes révêtant la forme de tétanie, et toujours accompagnés d'épilepsie nocturne, ont duré près de deux mois, revenant presque tous les jours. Ils ont coïncidé tout le temps avec une diarrhée abondante et sanguinolente que rien n'a pu arrêter.

A cette heure (fin août) les attaques nocturnes ont disparu complétement, pour faire place à une autre forme d'accès intermédiaires diurnes consistant en efforts continuels de vomissements, de hoquets et d'éructations qui la prennent tous les quinze jours et durent trois heures environ.

Il m'a encore été affirmé que nombre de fois elle a été atteinte d'accès de fou rire durant une demi-heure, accès qu'on arrêtait en la rudoyant un peu ; d'autres fois, elle a été prise de mouvements rotatoires, tournant sur elle-même comme une toupie.

Ce fait curieux à plus d'un titre a quelque rapport avec l'observation suivante que j'ai consignée dans ma thèse, la citant comme une observation de tétanie idiopathique. M. Corvisart en a fait mention dans sa dissertation inaugurale, et n'a voulu y voir, avec raison, qu'un cas d'épilepsie.

43e OBSERVATION.

N..., âgé de dix-sept-ans, racheveur en cuivre, entré le 13 avril 1842 à l'Hôtel-Dieu. Constitution forte, tempérament sanguin, malade depuis deux mois. Il éprouve tous les matins de la contracture dans les membres et surtout dans les mains. Il raconte qu'il a eu déjà quelques accès de convulsion, sans perte de connaissance. A son entrée, saignée d'une livre et bain. Pendant qu'il est dans le bain, le malade est pris de forte céphalalgie et de crampes. On le transporte dans son lit, où il présente une agitation très-grande avec mouvements convulsifs, Perte de connaissance, roideur tétanique des muscles du cou et de la face, trismus assez prononcé, écume à la bouche, tête renversée en arrière ; les yeux sont ouverts et immobiles ; l'accès dure depuis trois heures jusqu'à cinq. La nuit se passe tranquillement ; il reste un peu de céphalalgie. — Le 24 au matin, pouls à 96, chaleur et sueurs ; pas de contractures. Le malade dit avoir éprouvé plusieurs fois des attaques, mais moins fortes que la dernière. Renvoyé le 18 du mois suivant pour cause d'insubordination. (*Obs. communiquée par M.* DE PUYSAIE.)

Ces deux faits sont d'autant plus importants qu'ils démontrent que la tétanie peut être véritablement symptomatique de l'épilepsie, qu'elle peut constituer à elle seule une forme des accès intermédiaires de cette redoutable maladie. On peut donc aussi, au premier abord, dans certains cas, se méprendre sur la nature même de l'affection, et ne pas reconnaître le véritable caractère de l'épilepsie.

J'ai cherché en vain dans les traités récents sur l'épilepsie de MM. Herpin et Delasiauve (1) quelques observations analogues. Les faits cités par ces auteurs se rapportent uniquement à des convulsions, ou crampes unilatérales bornées à quelques doigts, ou à un seul membre : il n'existe pas un seul cas de contracture portant sur les deux extrémités supérieures ou inférieures, séparément ou en même temps, comme cela arrive dans la force commune de la tétanie.

M. Herpin fait remarquer qu'une attaque d'épilepsie peut, sans l'intervention d'un secours quelconque, être bornée à la crampe initiale de *quelques doigts* ou de quelques orteils. (*Loc. cit.*, p. 422.)

Or, voici comment M. Delasiauve apprécie cette question : — M. Herpin a soulevé la question des convulsions partielles, ou crampes, qu'il fait entrer dans les accès intermédiaires. Peut-être cette classification n'est-elle pas suffisamment motivée, d'abord, parce que les crampes n'ont souvent qu'une durée en quelque sorte inappréciable : ensuite, parce qu'il n'est guère permis de considérer, comme des nuances ou des menaces d'épilepsie, toutes les circonstances où apparaissent des crampes isolées. Qu'elles puissent se transformer en crises épileptiques, nous ne le contestons pas ; mais ce n'est là qu'une opinion à laquelle manque jusqu'à présent toute l'autorité des preuves ; ce n'est pas une démonstration absolue. (*Loc. cit.*, p. 62.)

Les deux observations précédemment citées donnent amplement raison à M. Herpin contre M. Delasiauve. Elles démontrent d'une manière absolue que les crampes isolées peuvent se transformer en crises épileptiques, comme aussi la crise épileptique être remplacée par la tétanie. Elles prouvent de plus que ces *deux formes* d'épilepsie peuvent marcher de front en alternant dans les vingt-quatre heures, comme dans

(1) Herpin, *Du pronostic et du traitement curatif de l'épilepsie*. Paris, 1852. — Delasiauve, *Traité de l'épilepsie*. Paris, 1854.

l'observation de Marie Broussard. M. Herpin n'a parlé que de crampes isolées, et voici qu'en présence de ces deux faits, on est rigoureusement obligé d'admettre que la véritable contracture des extrémités, dans sa forme la plus commune, peut n'être au fond qu'une forme de l'épilepsie. C'est là le résultat le plus sérieux qui ressort de ces deux observations, et qui crée une difficulté réelle pour le diagnostic entre la tétanie et l'épilepsie (1), alors que jusqu'à présent on n'en soupçonnait aucune. (Corvisart.)

On a publié récemment un cas d'épilepsie qui a quelques rapports avec les faits précités. (*British a. for. med. chir. review*, janvier 1861; *Archives gén. de médecine*, mai.) Antérieurement à des accès franchement épileptiques, explosions fréquentes de fou rire, revenant tous les jours, durant une minute, s'accompagnant plus tard de mouvements de danse; à une autre époque, spasmes d'apparence tétanique, de véritables accès d'opisthotonos sans perte de connaissance; plus tard encore, mouvements rotatoires involontaires suivant l'axe du corps, de droite à gauche, généralement suivis d'éructations (2).

Résumé. — La contracture des extrémités, outre la forme commune idiopathique, peut donc être symptomatique de la maladie de Bright, de la fièvre typhoïde, de la diarrhée, de la dyssenterie et du choléra, de la chlorose, de l'helminthiasis et de l'épilepsie. Elle peut être déterminée par l'alcoolisme, soit aigu, soit chronique, et par l'ingestion de diverses substances toxiques. Elle se rencontre chez les onanistes. La grossesse et surtout l'allaitement y prédisposent singulièrement, ainsi que la profession de tailleur et de cordonnier.

(1) Belfinger, cité par Ernka, dans son *Traité du tétanos*, aurait-il entrevu ces mêmes faits, lorsqu'il a dit que le tétanos intermittent se rapprochait de l'épilepsie, *ad epilepsiam quadrare?*

(2) On trouve dans le vieux recueil d'observations de Schenckius, p. 103 et 112, plusieurs faits semblables à ceux que j'ai cités dans cet article. (Schenckii *Observationes*. Francofurti, 1665.)

RAPPORT DE LA PARALYSIE AVEC LA CONTRACTURE DES EXTRÉMITÉS.

La paralysie survient quelquefois à la suite de la contracture des extrémités, ou avec précession de douleurs et de rétractions musculaires : c'est là ce qu'on a appelé surtout paralysie idiopathique (J.-P. Tessier et Hermel), paralysie nerveuse essentielle (Delpech). MM. Rilliet et Barthez l'ont nommée paralysie essentielle, en lui donnant, comme il sera dit bientôt, un champ plus vaste encore.

On a surtout étudié la paralysie dite essentielle chez les enfants.—Sa prédilection, disent MM. Rilliet et Barthez, pour l'âge où l'éclampsie et la contracture des extrémités sont les plus fréquentes, indique l'analogie de nature qui existe entre ces différentes maladies, analogie qui est encore démontrée par leur association; ainsi, comme nous avons eu occasion de le dire fréquemment, l'éclampsie et quelquefois la contracture précèdent la paralysie essentielle (R. et B.).—C'est dans ces deux auteurs que l'on trouve ce qui a été écrit de plus complet sur cette matière.

D'après eux, M. Kennedy, médecin anglais, qui a traité de la paralysie essentielle chez les enfants, est convaincu qu'elle peut être aussi observée chez l'adulte. Ils auraient bien pu citer à ce sujet le travail de MM. Tessier et Hermel (1), où l'on voit pour la première fois signalés en France chez l'adulte les rapports de la paralysie avec la contracture des extrémités; mémoire qui, au dire de MM. Hardy et Béhier, a eu pour effet d'éveiller l'attention sur les paralysies idiopathiques.

MM. Teissier et Hermel admettent deux formes à la maladie qu'ils ont décrite, la forme *contracture* et la forme *paralysie*. Ils reconnaissent que la forme paralysie a été déjà

(1) *De la contracture et de la paralysie idiopathiques chez l'adulte*. 1843.

signalée par Sauvages (1) sous le nom de paralysie intermittente. La forme paralytique est beaucoup moins connue que la forme contracture, et s'ils ont écrit à ce sujet, c'est que cette maladie, qui était au moins d'une rareté extrême chez les adultes, s'est montrée beaucoup plus fréquente chez eux depuis la fin de l'hiver et le printemps de 1842; c'est que l'histoire n'en est point encore faite suffisamment; c'est qu'enfin l'existence même en est ignorée de la plupart des médecins. Depuis ces deux auteurs. M. Delpech est le seul qui se soit occupé de cette question.

On trouve dans le mémoire de MM. Tessier et Hermel trois observations où l'on voit des symptômes de pasalysie très-accentués succéder aux crampes douloureuses, puis disparaître plus ou moins promptement.

M. Delpech cite deux observations de ce genre de paralysie chez de nouvelles accouchées; son observation 5e me paraît être un cas de paralysie urémique, puisqu'il y avait œdème et albuminurie chez le sujet. D'après lui, — la paralysie essentielle des nouvelles accouchées se développe plus ou moins brusquement pendant l'écoulement des lochies, pendant l'allaitement, au retour des règles. Elle est comme la rétraction spasmodique qu'elle précède, qu'elle suit ou qu'elle accompagne souvent, précédée de fourmillements, d'engourdissements dans les points qu'elle va frapper; elle attaque à la fois les quatre membres, ou l'un d'eux isolément; elle se manifeste par l'anesthésie ou la faiblesse musculaire. Comme les affections rhumatismales enfin, elle se déplace et disparaît sans laisser de traces de son passage (p. 38).

Sous le nom de paralysie essentielle, MM. Rilliet et Barthez ont décrit les paralysies où l'examen attentif de l'appareil de l'innervation *ne révèle aucune lésion matérielle* des centres nerveux ou de leurs ramifications. — Rien de plus vague et

(1) *Nosologia methodica.* 1768. T. I, p. 799.

de plus hypothétique que cette définition ; d'où, et vu la difficulté de la matière, il existe beaucoup de confusion dans leur article *Paralysie essentielle*, où l'on voit figurer côte à côte la paralysie de la tétanie, la paralysie suite d'éclampsie et de chorée, les paralysies locales développées sous l'influence du froid, de différentes fièvres, etc... Ces deux auteurs donnent fort peu de développement à l'histoire de la paralysie, suite de la contracture des extrémités chez les enfants ; ils se contentent d'indiquer cet accident, et de citer une belle observation de Kennedy à ce sujet.

De même que les contractures, ces paralysies peuvent affecter le type intermittent. MM. Tessier, Hermel et Delpech en ont cité des exemples ; ce qui a poussé ce dernier à admettre trois formes dans la contracture des extrémités, le spasme, ou convulsion tonique, la paralysie nerveuse ou essentielle, et la forme intermittente ou rémittente : division inadéquate, puisque la dernière forme rentre dans les deux premières, dont elle n'est qu'une variété.

Ce qui caractérise surtout les paralysies de la tétanie, c'est la précession habituelle des contractures, ou du moins les engourdissements, formications, douleurs le long des membres, symptômes qui accompagnent le premier degré des contractures. Ajoutons que ces paralysies sont le plus souvent incomplètes, variables et fugaces.

Toutefois, le pronostic peut en être beaucoup plus sérieux. MM. Tessier et Hermel citent un cas où le malade marchait encore avec des béquilles au bout de six mois ; dans un autre cas, il y eut mort. Voici encore une observation de M. Verdier qui vient assombrir le pronostic :

44e Observation.

D'un tempérament lymphatique, sujette d'ailleurs à des douleurs rhumatismales, âgée de trente-deux ans, madame J... allaitait son cinquième enfant, bien portant et âgé de quatre mois. A la suite d'aliments lourds qu'elle prit le soir du 31 janvier 1852, elle éprouva la nuit suivante des contractions violentes dans les muscles des membres, principalement dans ceux des avant-bras, qui se renouvelèrent à plusieurs reprises les jours suivants. Elles se prolongeaient pendant une ou deux heures et se trouvaient escortées par une douleur si forte qu'elle arrachait des cris à la malade. Quand l'affection se produisait dans l'avant-bras, tout le membre était étendu, ainsi que les doigts que la malade tenait écartés... Il y avait quelques jours que cet état durait lorsque je fus consulté. Divers remèdes (*purgation*, *laudanum*, *éther*, *belladone*, *vésicatoire*) procurèrent un soulagement assez marqué pour faire négliger les restes de cette affection. Ce fut un grand mal, car la malade resta sujette à des retours de crampes dans le bras gauche, d'abord très-rares, mais qui, en se perpétuant, ont fini par revenir à des intervalles fort rapprochés et ont amené l'émaciation et la paralysie du membre affecté.

« Les crampes des nourrices, dit M. Verdier, constituent une affection plus cruelle que dangereuse, bien qu'il paraisse qu'on ne puisse douter, d'après l'observation *précédente*, qu'elles soient sous la dépendance d'une affection cérébrale. Il ne serait donc pas sage de s'abandonner à un excès de sécurité. La même observation montre à quels maux cruels et incurables peut exposer cette maladie lorsqu'on en a négligé le traitement. »

Il n'y a pas que les paralysies consécutives à la tétanie qui puissent présenter, au début ou dans leur cours, des phénomènes de rétraction musculaire ou de douleurs. Ce sont là des faits familiers à l'histoire d'un grand nombre de paralysies, comme celles de la dyssenterie, de la fièvre typhoïde, des fièvres éruptives, de la pneumonie, etc. Sans vouloir faire ici un étalage facile d'érudition, on en trouvera la preuve dans le récent mémoire de M. Gubler sur les paralysies (1), d'où il résulte que le seul élément diagnostique sérieux de

(1) Des paralysies dans leurs rapports avec les maladies aiguës et spécialement des paralysies asthéniques diffuses des convalescents. (*Archives générales de médecine*. 1860.)

toutes les paralysies gît dans la circonstance même où se développe l'affection, dans son moment étiologique, c'est-à-dire dans la maladie à laquelle elle se rattache.

La forme paralysie, dans l'histoire de la contracture des extrémités, est une forme très-légitime, et c'est en ce sens que MM. Tessier et Hermel ont pu établir une paralysie idiopathique.

Il a été dit dans un chapitre précédent qu'il existait une tétanie d'origine albuminurique ou urémique. Dans ses formes symptomatiques, comme à l'état idiopathique, la contracture des extrémités peut être aussi compliquée de paralysie. Question que j'ai traitée récemment dans un mémoire *sur les paralysies puerpérales* (1). Je reproduis ici complétement le passage relatif aux paralysies liées à la contracture des extrémités.

On a voulu rattacher à la contracture des extrémités certains cas de paralysie qui l'accompagnent quelquefois ; ces cas paraissent plus communs dans la contracture des extrémités qui survient pendant la lactation, et que M. Trousseau a nommée pour cela contracture des nourrices.

En lisant attentivement les observations qui ont paru sur ce sujet, et que M. Delpech a voulu relier à la paralysie nerveuse essentielle, en les comparant en outre aux faits déjà connus de paralysie urémique, on ne peut s'empêcher de soupçonner et même de soutenir que ces paralysies sont véritablement albuminuriques. J'avais déjà exprimé cette opinion dans mon mémoire sur l'*albuminurie puerpérale;* la discussion des faits signalés par M. Delpech va, je crois, suffisamment l'établir.

N..., âgée de trente ans, entrée à l'hôpital le 28 mars. Accouchée d'un troisième enfant il y a sept mois, qu'elle a sevré depuis un mois, parce qu'elle se sentait affaiblie.

(1) *Des paralysies puerpérales*. Mémoire couronné par l'Académie impériale de médecine en décembre 1860. (Extrait des *Mémoires de l'Académie*, t. XXV.)

La faiblesse dont elle se plaignait a continué jusqu'à ce jour : elle était générale, mais elle frappait surtout les membres inférieurs. Deux jours avant son entrée à l'hôpital, elle est devenue assez marquée pour l'y amener. Faiblesse plus prononcée dans les extrémités, sans fourmillement ni anesthésie. Impossibilité de saisir avec les doigts les objets d'un petit volume, quoique la malade les sente parfaitement.

Deux jours après son entrée, elle fut prise de fourmillements qui occupèrent d'abord les extrémités inférieures pour gagner le lendemain les bras et surtout les mains. Amendement par une saignée, ventouses et purgatif.

Le 4 avril, les fourmillements reparurent dans la main gauche seulement. Dans la soirée du 5, ils se fixèrent sur les deux jambes. Du 6 au 10, un peu d'œdème des membres inférieurs et de la face fit examiner les urines; elles étaient *albumineuses*.

Le 12 avril, la malade fut prise dans les muscles de la partie postérieure du cou d'une faiblesse telle, qu'elle ne pouvait relever sa tête, qui tombait par son poids sur le devant de la poitrine. Quelques efforts qu'elle fît pour contracter les muscles extenseurs de la tête, ils restaient flasques et paralysés. Cette singulière paralysie est survenue tout à coup et persiste jusqu'au 13 avril. Le 22, la guérison des accidents de paralysie semble parfaite. L'albumine persiste seule (1).

Dans une autre observation analogue chez une nourrice (obs. IV), on constate de la céphalalgie du côté gauche, bruissement dans les oreilles, vue entièrement confuse à gauche, fourmillement, dyscinésie, insensibilité des membres à gauche, contractures passagères des mêmes extrémités. Les urines n'ont point été examinées.

Chez une autre nourrice (obs. III), accouchée depuis deux mois, mêmes accidents du côté des yeux, affaiblissement de l'ouïe, symptômes de paralysie sur les membres, etc. Les urines ne sont point encore examinées.

Nous retrouvons dans ces faits des symptômes familiers à l'histoire du mal de Bright, jusqu'à l'œdème. D'un autre côté, l'albuminurie qui a été constatée une fois (obs. XXIX)

(1) Delpech, 5e obs.

nous autorise à supposer son existence dans les autres cas, si l'on eût procédé à l'examen des urines. D'ailleurs, l'allaitement n'est au fond qu'un état puerpéral prolongé, et l'influence bien connue de la puerpéralité sur le mal de Bright et, par contre, sur la genèse des symptômes urémiques est une raison de plus pour annexer ces *paralysies nerveuses essentielles* des nourrices au mal de Bright puerpéral. J'ai démontré en outre que le symptôme contracture pouvait être également un symptôme albuminurique : chose facile à prévoir, vu la fréquence des accidents cérébraux dans la néphrite albumineuse. On peut encore faire remarquer que ces contractures douloureuses qui accompagnent quelquefois la paralysie sont loin de ressembler à la contracture si caractéristique des spasmes musculaires idiopathiques.

On peut donc soutenir que ces paralysies observées chez les nourrices sont très-probablement d'origine urémique. Comme ces cas-là sont rares, il sera nécessaire d'examiner de nouveau l'état des urines, pour voir s'il y a lieu d'adopter définitivement l'opinion que je défends. (Imbert-Gourbeyre, *loc. cit.*)

D'où il résulte que les paralysies post-puerpérales devraient être plutôt rattachées à l'urémie que les contractures dites des nourrices, au milieu desquelles elles se trouvent mêlées, quoiqu'il puisse exister des paralysies suites de contractures, même chez les nourrices, parfaitement indépendantes de cette cause.

En voilà assez avec l'observation moderne. Il faut maintenant interroger l'observation ancienne, qui nous dira bien quelque chose sur toute cette question.

Galien semble avoir entrevu la paralysie intermittente. En commentant un passage des *Coaques*, relatif au même fait, il cite l'observation suivante : « Nempè et semel ego quemdam, qui ita affectus erat, permutationemque variè sese mutuo excipientium symptomatum habebat, vidi. Fiebant autem et illi hæc progressis, lumborum collique et capitis doloribus, post quos manus tota ægrè tum sentiebat, tum movebatur, paraplectico modo, quum non esset exacta paraplegia; mox superveniens convulsio sensibiliorem eam atque ad motiones expeditiorem fecit; placatâ autem convulsione sensim rursùm deterior reddebatur; deindè rursus tum lumborum, tum colli, tum capitis dolore correptus universam subitamque habebat paraplegiæ in manu adauctionem; atque rursus posteà non parum convellabatur. » GALENI *Opera, edit. Kühn*, t. XVI, p. 771.)

Inutile d'ajouter que de tout temps il a été enseigné que les convulsions pouvaient dégénérer en paralysies; on a cité surtout pour preuves l'épilepsie, l'hystérie et les convulsions des enfants.

Voici en outre une fort belle observation qui se trouve dans Mertens et qui se rapporte exactement aux faits décrits par MM. Tessier et Hermel. C'est un cas de véritable contracture des extrémités, décrit sous le nom de tétanos terminé par paralysie.

45e OBSERVATION.

Tetanus extremitatum inferiorum cum subsequente paralysi.

Centurio, 30 annos natus, die 6 mai 1780, post meridiem se non bene habere... incipit. Altera die inter prandium, in quo pocula duo vini rubri hauserat, dolores in extremitatibus inferioribus patitur cum summa inquietudine... Reperio ægrum cum tetano extrem. inferiorum vehementissimo, et dolore atrocissimo, ab osse sacro omnes musculos crurum, femorum, pedumque occupante. Omnes isti musculi adeo tensi erant, ut ad tactum duritie sua lignum potius quàm carnem referrent. Abdomen durum trusumque, et tota regio hypogastrica ad tactum dolens... tetanus per aliquot minuta remittebat, non cessantibus tamen omnino doloribus; dein iterùm incipiebat, et per quadrantem horæ perdurabat... venæ sectio in brachio fieri debuit. Tetanus pergebat ut ante, digitique manuum quandoque rigescebant, dum vehementissimus tetanus extremitates inferiores tenebat; maximis doloribus una cum tetano parumper identidem remittentibus per minuta aliquot, dein redeuntibus, et viro fortissimo ejulatus exprimentibus.

Die altera, reperiebam ægrum in eodem statu... Balneum, moschus. Perillustris archiater de Quarin in consilium vocatus est. Post meridiem tetanus et dolores extremitatum remiserunt.

Nox inquieta fuit et insomnis, absque magnis tamen doloribus et cum parvis tantum musculorum femorum et crurum contractionibus... Loco tetani et dolorum in extrem. inferioribus stuporem sentit.

Die morbi quartâ manè ægrum reperio tranquilliorem, sed usu extrem. inferiorum integrè privatum...

A die 10 ad 14. Vires et extr. inferiorum motum adeo recuperat æger, ut in cubiculo ambulare possit solus... (De Mertens. *Observationes medicæ. Ticini*, 1791, t. II, p. 134.)

Les médecins anglais ont inventé depuis trente ans l'*irritation spinale*, espèce morbide qui est repoussée jusqu'à présent du cadre nosologique et dont l'existence a été combattue par plusieurs médecins allemands (Stilling, Mayer et Romberg). On peut rattacher en partie cette maladie de provenance anglaise à la paralysie idiopathique; j'en donne pour preuve l'observation suivante :

46e Observation.

C..., âgée de quarante ans, robuste, a été exposée il y a quatre jours à un courant d'air, à la suite d'un exercice pendant lequel elle s'était fortement échauffée. Elle était restée couchée sur un lit le dos tourné vers une fenêtre. Le jour suivant, douleurs dans la partie postérieure du col et de la tête et grande roideur dans tous les muscles du col. Le lendemain, la roideur avec les douleurs et une paralysie incomplète avaient gagné le bras et la main gauches. Le 23, les symptômes augmentent. Le 24, appelé auprès d'elle, je trouvai que la douleur la plus vive était dans le bras gauche dont elle avait presque complétement perdu l'usage. Une vive douleur dans le côté gauche de la tête et du col était augmentée par le mouvement. Vertèbres cervicales sensibles à la pression. Pouls plein, fort. — Saignée, purgation.

Le 25, douleur revenue hier au soir; elle persiste encore dans le bras, ainsi que la perte de la mobilité. Vertèbres cervicales toujours sensibles à la pression. — Ventouses scarifiées sur l'épine; nouveau purgatif.

Le 26, soulagement par les ventouses; puis les douleurs ont reparu. La sensibilité du côté gauche du rachis s'étend jusqu'à la quatrième dorsale ; des douleurs très-vives semblent traverser le sein gauche. — Ventouses prescrites.

Le 27, on n'a pas appliqué de ventouses. Six ou sept des vertèbres dorsales sont douloureuses. Les douleurs de la mamelle et du côté gauche sont plus aiguës. Elle est très-fatiguée par les mouvements involontaires des extrémités. — Grand soulagement par application de ventouses.

Le 28, la douleur a disparu. (THOMAS, *Observations sur l'irritation spinale.—Northle american archives* et *Gazette médicale*, 1835, nº 49.)

A ce fait isolé joignons la description générale de l'irritation spinale, telle qu'elle nous est arrivée d'outre-Manche.

C'est aux extrémités supérieures et à la partie supérieure du tronc que l'on observe ordinairement les symptômes de l'irritation de la portion dorsale de la moelle. Ces symptômes sont, comme ceux de l'irritation de la portion cervicale, des douleurs, une diminution ou perte de la sensibilité, des mouvements spasmodiques ou la paralysie. On observe encore une diminution de la sensibilité des côtes, ou à l'épigastre, la dyspnée, la paralysie partielle ou complète d'un bras, ou d'une main, ou des muscles respiratoires internes. (GRIFFIN, *Mémoire sur un état pathologique de la moelle épinière non encore décrit. Gazette médicale*, 1835.)

Qui ne serait tenté, à cette simple description, de rattacher l'*irritation spinale* des Anglais soit à la simple contracture des extrémités, soit à sa forme paralytique? Il y a probablement, dans l'espèce morbide en question, confusion de plusieurs espèces pathologiques, et il faut faire comme Romberg, en appeler à une plus ample observation.

Je termine ce chapitre par une fort belle observation de Van Swieten, où l'on voit dans une fièvre tierce la paralysie se marier à des accidents de paralysie *agitante* et de contracture.

47e Observation.

Oct. 24. Puer novem annorum vegetus, die 22 ægrotaverat, febre laborans, ut dicunt; die 23 bene se habuerat; hodie mane de magno dolore capitis conquestus fuit, postea convulsus; hora 2 inveni convulsum, lividum in facie cum pulsu pleno, febrili; jussi illico V. S. et clysma acre imponi; pars sinistra corporis maxime convellebatur. Lost V. S. hæc quievit, et pars dextra mota fuit.

Vespere inveni adhuc sine sensu convulsum, applicui epigastrica acria, et dedi gr. x scammonii cum syr. rhei.

25. Jacet adhuc hebes et convulsus, non purgatus fuit, jussi clysma ex unc. B. hellebori negri et scr. j. colocynth.; hoc per 3/4 horæ retinuit; dein immani copia fœcum lectum conspurcavit, utcumque ad se rediit, cognoscens adstantes, febris minor, potum sumpsit; jussi vespere decoct. agaric., sennæ, etc., sumere.

26. Noluit sumere, inveni adhuc hebetem, tamen patri clamanti respondebat, dextra corporis movetur, sinistra paralytica est, febris deest, urina crassa, sedimentosa, flavescens; dexter oculus cæcus, et auris dextra surda.

27. Minus hebes videtur, apyrexia, jussi pergere reliqua eadem, et dedi purgat. ex scammoneo.

28. Heri vespere paralyticum latus dicunt convulsum fuisse, videtur plus intelligere, febricitat jam paroxysmo tertiano, aliquoties alvum deposuit.

29. Dicunt illum heri ingruente febre in parte dextra capitis pulsationes validas sensisse.... brachium sinistrum jam movet, parum, mente constat; utroque oculo videtur non jam bene videre...

30. Heri movit brachium sinistrum, et dolores lancinantes per totam partem corporis sinistram sensit, oculo dextro videt, sinistro non; heri vesperis hora 10 febris prehendit; hodie mane inveni adhuc febrem; mens constare videtur.

31. Incipit et sinistro oculo videre... movet pedem sinistrum, vestigium motus incipientis in brachio sinistro, facies et imprimis angulus labiorum retrahitur ad partem dextram.

Nov. 3. Brachium sinistrum non movet, digiti tamen sponte quasi fortiter contrahuntur, et longe fortius, ut videtur, quam per solam contractionem flexorum fieri debet...

12. Febris tertiana pergit, brachium sinistrum levare potest, incipit et digitos movere.

15. Motus pulchre redit per artus omnes affectos, sensim convaluit fere integre, nisi quod aliquantum minus expedite sinistrum brachium moveat. (VAN SWIETEN, *Constitutiones epidemicæ*, edente Stoll, Coloniæ Allobrogum, 1783.)

REMARQUES SUR QUELQUES POINTS DE SYMPTOMATOLOGIE ET DE DIAGNOSTIC

On a signalé comme prodromes la céphalalgie et l'anorexie (Corvisart). — Dans un cas, il y eut étourdissement, éblouissement, céphalalgie, fourmillement des membres, fièvre complète (Marrotte). — M. Barrier a cité le fait d'un enfant de onze ans, pris d'un étourdissement subit qui le fit tomber dans la rue, puis céphalalgie, vertige ; contractures seulement le troisième jour. — Ailleurs, pendant six semaines environ, et tous les huit jours, convulsion de dix minutes avec petit tremblement, bourdonnement d'oreilles, contracture des mains et trouble momentané de la vue ; puis sont arrivées les grandes crises (Vinchon). — Plagge note dans une observation des accidents de *gastricismus*. — Dans un autre cas (Sandras), il y eut perte de connaissance au début, suivie de contractures continuelles, quatre jours durant ; puis vinrent les accès à intervalles irréguliers. Dans une seconde observation, un homme de 35 ans, sujet à la tétanie depuis l'âge de douze ans, était averti douze ou trente heures avant de la récidive de sa maladie par des troubles visuels (il voyait double et triple).

Dans mon observation (32ᵉ) on voit les contractures précédées de 8 et 15 jours par une attaque avec perte de la vue et des autres sens : j'ai rencontré, en outre, d'autres accidents nerveux multiples avant l'époque des contractures, comme on va le voir dans l'observation suivante :

48e Observation.

Euphrasie Chouvet, âgée de quatorze ans, s'était toujours bien portée, lorsqu'elle a été prise, il y a un an, de la maladie pour laquelle elle entre à l'hôpital.

A cette époque, elle commença à éprouver des suffocations, à sentir dans la poitrine une gêne accompagnée de chaleur à l'épigastre. Ces suffocations n'étaient pas continuelles ; elles revenaient par jour trois ou quatre fois ; ce qui dura deux mois. La malade n'avait pas encore éprouvé de crampes. Un jour, la suffocation s'accompagna de tremblements du bras gauche avec sensation de légère douleur dans tout le membre. Ce tremblement s'étendit bientôt à l'autre bras et aux jambes; il revenait tous les jours une ou deux fois, surtout le soir. Parfois, le tremblement n'existait qu'à un seul bras, mais il frappait toujours les deux jambes à la fois. Lorsque les quatre membres devaient être pris, le tremblement commençait par les orteils, s'étendait aux pieds et aux jambes; alors l'oppression devenait plus vive et les bras étaient envahis par leur partie supérieure.

Au bout de quinze jours, ce tremblement fut accompagné d'une contraction involontaire des muscles des membres, avec douleur, arrachant des plaintes et des cris à la malade ; en même temps, dyspnée et sueurs froides. Elle n'a jamais eu de vertiges ni de perte de connaissance ; il y avait très-peu de céphalalgie. Lorsque l'accès commençait, elle était obligée de s'asseoir pour ne pas chuter. A cette époque, un médecin lui donna des remèdes dont elle ignore le nom, et les attaques ne se montrèrent pas de tout l'hiver, pour reparaître au mois de mai avec plus d'intensité et de fréquence, cinq ou six fois par jour; sous l'influence de quelques remèdes, elles ne revinrent que trois fois par jour.

Elle entre à l'Hôtel-Dieu le 1er juillet 1858. Les attaques n'ont pas maintenant la moitié de la violence qu'elles avaient autrefois ; en moyenne, elle n'en a qu'une par jour. Dans l'intervalle des attaques, elle ne se sent pas malade, dort bien et mange la demie.

Le 7 juillet, à trois heures du soir, l'interne du service est appelé pendant une attaque et la trouve dans l'état suivant : accroupie par terre près de son lit; jambes fléchies sur les cuisses et cuisses fléchies sur le bassin. Les pieds sont dans une extension exagérée et les orteils dans une flexion forcée, principalement le gros orteil qui résiste aux tractions les plus énergiques dans le sens opposé. Par la palpation, il était facile de reconnaître à la face interne des deux jambes l'existence de cylindres très-durs, résultant de la contraction énergique et permanente des muscles extenseurs du pied et fléchisseurs des orteils. Les membres thoraciques étaient en extension fixe, rapprochés l'un de l'autre sur la ligne médiane du corps et en pronation. Les deuxième et troisième phalanges des doigts étaient fléchies sur les premières qui présentaient la même direction que les métacarpiens et semblaient faire corps avec eux. Le pouce, également fléchi, était légèrement porté dans l'adduction. La tête était inclinée sur la poitrine, et la respiration élevée et fréquente.

Ayant placé la malade sur son lit, nous avons pu produire un peu d'extension des jambes et des cuisses ; les autres phénomènes ont persisté encore quelques instants. Un expiration prolongée nous a annoncé la période de résolution.

A cette note communiquée, j'ajouterai que, jusqu'au 17 juillet, la malade a eu presque constamment deux attaques par jour. Traitée par 1 gramme de teinture d'ipéca, tous les jours jusqu'au 11, puis par une potion avec deux à quatre gouttes de teinture de Fowler. A partir de ce médicament, les contractures ont diminué pour cesser le 17. Sortie les premiers jours d'août, j'ai vu son frère le 27, qui m'a annoncé que sa sœur était reprise de ses contractions depuis huit jours, mais moins fort qu'auparavant. J'ignore la suite des événements.

Il faut donc faire attention à ces prodromes nerveux plus ou moins éloignés des attaques de contractures. M. Corvisart soutient qu'en général l'apparition des phénomènes du premier degré (fourmillement, endolorissement, etc.) a précédé de moins de deux jours la contracture, lorsque celle-ci est venue : d'autres faits existent pour contredire cette affirmation générale (Barrier, Vinchon, etc., 48e observ. ; voir en outre, Lasègue, obs. 4). La contracture ne suit donc pas toujours de très-près les phénomènes qui la précèdent.

Je tiens à mettre en relief quelques symptômes *rachidiens* peu connus et qui m'ont frappé en plusieurs circonstances :

La femme B. (23e obs.) se plaignait souvent d'une sensation de brûlure à la nuque, ou de chaleur entre les épaules ; ailleurs, piqûres d'épingles à la nuque (31e obs.) et dans une autre circonstance, douleur interscapulaire qu'on développe en prenant la 1re et la 2e vertèbres dorsales, et chaleur habituelle au même endroit (37e obs.).

En dehors de mon observation personnelle, il existe d'autres faits à l'appui : sentiment habituel de douleur et de roideur dans le cou (39e obs.); piqûres entre les épaules (41e obs.). — Symptômes analogues dans les obs. 2 et 8 de la thèse de M. Delpech et dans l'observation de M. Depautaine (*Gaz. des hôpitaux*, 1856). — Il faut donc tenir compte de ces expressions symptomatiques diverses.

M. Corvisart a fait remarquer avec raison qu'un des caractères précieux pour le diagnostic de la contracture, c'est que celle-ci envahit en même temps et au même degré les parties homologues. Ce fait général souffre, bien entendu, des exceptions. Dans le nombre des cas analysés par M. Corvisart, un sixième ne présentait pas cette symétrie. Voici encore une observation extraite d'un journal étranger :

49e Observation.

N..., âgé de quinze ans, sanguin et fortement constitué, est pris de convulsions violentes à la suite d'une émotion morale. Il y a un an, il a eu les mêmes convulsions, mais moins fortes.

Douleur extraordinairement vive à la cuisse gauche qui lui empêche tout mouvement et le force à se coucher. La douleur augmente, se propage à la jambe et atteint le pied qui affecte une position horizontale. Cette douleur revient périodiquement, dure une demi-heure ou une heure, et force le malade à crier.

Après un quart d'heure de repos, nouvel accès encore plus violent. Le pied est tellement convulsé qu'il se prolonge en ligne droite avec le tibia.

Dans les accès suivants, le pied droit participe aux crampes, et au plus fort des douleurs, elles envahissent aussi la poitrine. Le malade perdait même connaissance et avait de l'écume à la bouche; et à la suite, tremblement général et constipation. Le stramonium et la fève de Saint-Ignace avaient été employés inutilement. Guérison des accidents en six heures par trois doses de ciguë. Au bout de huit jours, récidive; guérison par le même remède. (*Allgem. Homœop. Zeitung. B.* XVIII.)

J'ai cité ce fait de tétanie pour appuyer ce que j'ai dit ailleurs sur la difficulté qu'il y avait parfois à différencier certains cas de contracture de l'épilepsie.

Il y a des intermissions remarquables dans la contracture des extrémités. Ne nous étonnons pas que Dance ait nommé cette maladie tétanos intermittent. Quelquefois elle revêt même un type intermittent très-régulier. MM. Rilliet et Barthez, M. Perrin en ont cité des cas : je renvoie, en outre, aux observations (17e, 33e et 47e) de ce mémoire.

M. Corvisart critique Dance d'avoir placé la tétanie dans la classe des fièvres intermittentes, et disserte longuement pour démontrer que ce n'est point là une pyrexie typique. Son argumentation repose sur la confusion du type intermittent avec la fièvre intermittente. Une maladie à type intermittent n'est pas la fièvre intermittente classique. Combien n'y a-t-il pas de maladies qui peuvent revêtir ce type, et que nous ne confondons nullement avec la fièvre palustre? L'espèce morbide tétanie n'est point l'espèce morbide fièvre intermittente, et cependant, aussi bien que cette dernière, elle peut se présenter sous le type franchement intermittent; caractère qui peut fournir parfois, et non toujours, une indication thérapeutique importante, et qui n'entraîne nullement la confusion des espèces.

M. Corvisart a nié aussi qu'on pût trouver des cas de tétanie avec les trois stades caractéristiques de la fièvre intermittente : pour preuve du contraire, peut-être pourrais-je invoquer l'observation suivante qui nous arrive d'au delà du Rhin.

50e Observation.

Un polisseur, âgé de trente-quatre ans, après plusieurs jours de *gastricismus*, est pris de frissons avec peau froide et petitesse du pouls, et en même temps de convulsions d'abord cloniques, puis toniques des extrémités inférieures, qui passent plus tard aux supérieures. Elles cessent au bout d'une heure pour faire place à la chaleur et au mal de tête, puis vient la sueur. Ces symptômes disparaissent successivement : il ne reste qu'une douleur dans le dos qui s'exagère par la pression ; on constate en même temps un peu de gonflement de la rate.

Quinze heures après, semblable accès avec une heure de convulsions ; mais dix grains de sulfate de quinine en empêchent le retour. (Plagge, *Deutsche Klinik*, 1859.)

Le médecin allemand a intitulé son observation *fièvre intermittente sous la larve de convulsions toniques :* il attribue les convulsions à une hypérémie de la moëlle épinière. Malgré la sobriété des détails de cette observation, dont j'ai lu seulement l'analyse dans le journal de Schmidt, il est permis de rattacher ce fait à une contracture des extrémités, ou bien, en renversant la proposition, considérer ici la tétanie comme symptomatique ; preuve que dans la série des espèces morbides tout se tient, et qu'il est des cas intermédiaires qui semblent servir de transition entre des espèces voisines.

Les récidives sont très-remarquables dans la tétanie.

M. Trousseau a cité le cas d'une femme de 30 ans, entrée à l'Hôtel-Dieu pour une contracture rhumatismale intermittente ; c'était le douzième accès de ce genre depuis dix ans. — En parlant de la contracture des nourrices, j'ai noté aussi la fréquence de ces récidives (voir obs. 7e, 20e, 23e et 33e — et aussi Delpech et Verdier). — Sandras, comme nous l'avons vu plus haut, a donné l'observation d'un homme de 35 ans, sujet depuis l'âge de douze ans à de fréquentes attaques de tétanie.

Le diagnostic de la contracture des extrémités n'offre de difficultés sérieuses qu'avec le tétanos spontané et surtout avec l'épilepsie.

Le tétanos débute, dans la très-grande majorité des cas, par le trismus et non par les extrémités ; c'est l'inverse pour la contracture. — L'un est centrifuge, l'autre centripète ; en outre, pas d'intermission pour le tétanos.

Simpson, qui a écrit sur le tétanos puerpéral (*the Obstetric memoirs a. contributions*. Edimb. 1855), donne 28 observations, et l'on y voit toujours le trismus comme phénomène initial. Il paraît en être de même du tétanos spontané des pays chauds, tel qu'il a été décrit par divers auteurs.

Toutefois, il n'y a rien d'absolu sous ce rapport; car voici une observation de tétanos spontané débutant par les extrémités inférieures.

51e OBSERVATION.

Un jeune homme de quatorze ans, après avoir fait de grands efforts, quelques jours avant, pour échapper à une punition, se plaignit le 14 août 1821 de roideur et de rigidité des extrémités inférieures. Ce symptôme augmenta. Bientôt le malade ne put plus marcher, le ventre devint dur et contracté, les muscles du dos, du cou et des mâchoires se roidirent, et le sujet offrit tous les caractères de l'opisthotonos. (Saignées, purgatifs, opium.) Ensuite, augmentation de tous les symptômes. Guérison consécutive par le *datura stramonium*. (BEGBIE, *Journal analytique de médecine*, sept. 1829.)

Sans doute, il est impossible de confondre la tétanie avec la forme commune de l'épilepsie ; mais, en traitant de la *tétanie épileptique*, j'ai démontré que, dans certains cas, l'épilepsie pouvait fort bien se masquer sous la forme de la contracture des extrémités. — L'erreur est des plus faciles, et il n'y a que la marche suivie de la maladie qui puisse éclairer en pareil cas. J'y ai été trompé, et je crois que M. Trousseau a donné tout récemment dans la même erreur.

Voici le fait tel qu'il est rapporté dans sa leçon clinique du 12 avril 1860 (*Gaz. des hôpitaux*) :

52° Observation.

Il y a quatre ans, on amène à la préfecture de police un jeune cordonnier, âgé de dix-huit ans, atteint, disait-on, d'épilepsie, que l'on avait trouvé dans un état complet d'ivresse, et couché sur un tas de pierres. Le malade était roide comme une barre de fer, avait les mâchoires fortement serrées l'une contre l'autre, et la main transformée en main d'accoucheur. Après avoir causé avec lui et s'être assuré que le mal comitial devait être exclu du diagnostic, M. Lasègue envoya ce jeune garçon à l'Hôtel-Dieu, où il fut admis dans mon service. Voici les phénomènes curieux qu'il nous fut permis de constater : ce malade, soudainement frappé, tombait à terre dans un état de rigidité tétanique ; les muscles du cou, de la poitrine et de l'abdomen, se roidissaient convulsivement et incurvaient le tronc en avant. Au bout de quelques instants, il survenait une gêne extrême de la respiration, un véritable accès d'orthopnée heureusement très-court. La face était rouge, animée, les lèvres violettes, les jugulaires gonflées.

J'ai été témoin d'un grand nombre d'accès de ce genre, tous d'une véhémence horrible, accompagnés d'engouement pulmonaire, et ressemblant, sous tous les rapports, à une attaque de tétanos. Aussitôt après que la contracture était passée, ce jeune homme causait avec une certaine gaieté, quoique s'exprimant assez difficilement. Il se levait, rendait de petits services aux camarades de la salle, et passait son temps à balayer et à faire des lits ; il vivait, en un mot, de la vie commune des infirmiers. Dans les intervalles de ses crises, il était tout à fait revenu à la santé et mangeait avec appétit.

J'ai appris que ce jeune garçon, présenté à M. Lasègue comme épileptique, était venu tristement finir à l'Hôtel-Dieu dans le service de M. Rostan. Six semaines après avoir quitté mes salles, il paraît qu'il a été pris de contractures nouvelles, de toux, de dyspnée, de sueurs, et que, dans les derniers jours de sa vie, l'affaiblissement des jambes était très-prononcée et l'orthopnée considérable. A l'autopsie, ramollissement de la portion supérieure de la moëlle épinière, et lésions ordinaires de la phthisie pulmonaire.

On ne peut admettre ce fait comme une forme grave de tétanie; c'est là un véritable cas d'épilepsie masquée sous une contraction généralisée. Que penser d'un malade *soudainement* frappé et tombant à terre dans un état de rigidité tétanique, sinon qu'il est épileptique?

Il y a quelques mois, M. le professeur Trousseau soutenait devant l'Académie que le vertige ténébreux, l'apoplexie transitoire et les impulsions instantanées et irrésistibles étaient des signes propres à l'épilepsie : erreur séméiologique. Ces accidents ne sont pas plus pathognomoniques de l'épilepsie que la contracture des extrémités qui peut en être une des formes. Ce qu'il y a de vrai au fond de toute cette discussion académique soulevée par M. Trousseau, c'est que fréquemment l'épilepsie se masque sous le vertige ténébreux, l'apoplexie et les impulsions instantanées, ce qui n'a jamais été mis en conteste; cliniquement encore, il faut y ajouter la tétanie, et l'on conçoit, en pareil cas, les embarras du diagnostic.

La connaissance du fait étiologique suffit pour distinguer la tétanie d'un grand nombre de maladies toxiques où domine, comme symptôme, la contracture des extrémités; comme l'ergotisme, l'empoisonnement par la noix vomique, la brucine, la strychnine, etc. Je citerai à ce sujet une observation assez récente publiée en Allemagne, où la contracture est rapportée à l'usage de pommes de terre pourries.

53e Observation.

Deux frères, l'un de seize, l'autre de quatorze ans, tombèrent malades en même temps, et six jours après, un troisième, âgé de dix ans. Après quelques jours de malaise, céphalalgie, fourmillements dans les membres, froid général et abattement. Ces symptômes s'aggravant, il s'y joignit des douleurs et des crampes dans les extrémités supérieures et inférieures. Les bras étaient demi-fléchis, les doigts courbés en crochet, les talons relevés et les orteils fléchis sous la plante des pieds.

Les malades se roulaient çà et là avec anxiété, le visage pâle et terreux. Ils se plaignaient de céphalalgie, de vertiges, soif violente, d'une sensation de froid au bas ventre et surtout dans le dos. L'appétit était peu changé; appétence des acides; voix faible, presque imperceptible; urines rares; selles également rares et dures... Pouls presque normal, un peu petit. Les accès de convulsions duraient une, deux et plusieurs heures, et revenaient au bout du même temps avec aggravation d'intensité. L'aîné est mort en sept jours; les deux autres sont encore en traitement. On attribue cette maladie à la mauvaise nourriture, surtout à l'usage des pommes de terre pourries. (*Wochenblatt der Zeitschrift der k. k. Gesell. der Aerzte zu Wien*, 1855, 42, 15.)

La tétanie ne peut pas être confondue avec la crampe des écrivains et autres contractures partielles, attendu que dans cette dernière maladie les troubles musculaires se manifestent seulement pendant l'exercice de certains mouvements volontaires instinctifs (1).

PRONOSTIC ET TRAITEMENT.

On ne connaît point de cas de mort dans la tétanie idiopathique : j'ai cité dans ma thèse un cas mortel de contracture des extrémités, et je suis obligé de reconnaître aujourd'hui que c'était une véritable épilepsie. La forme grave décrite par M. Trousseau a été calquée sur l'observation citée plus haut (52e obs.); c'est encore de l'épilepsie. Du reste, le professeur de clinique de l'Hôtel-Dieu de Paris, ne croit pas avoir observé, depuis vingt ans, un seul cas suivi de mort.

(1) M. Duchenne (de Boulogne) a fait une bonne histoire de la crampe des écrivains dans une *Note sur le spasme fonctionnel et la paralysie musculaire fonctionnelle* (*Bulletin de thérapeutique*, 1860). Pour lui, en pareil cas, l'existence de la paralysie fonctionnelle est incontestable, et il s'étonne que les auteurs qui ont fait une étude spéciale de la crampe des écrivains aient méconnu ce phénomène morbide. Toutefois, je lis dans la brochure de M. Haupt sur le même sujet (voyez *Bibliographie*), que plusieurs médecins allemands (Dcondy, Meyer et Richter) auraient émis la même idée. Dcondy aurait le premier avancé que la maladie consistait dans un état de faiblesse ou de paralysie des antagonistes des muscles frappés de crampes.

En présence d'un pareil pronostic, il est plus difficile d'apprécier les résultats de la thérapeutique. Voici ce que j'écrivais, il y a dix-huit ans, dans ma thèse sur le traitement de la contracture des extrémités.

« Le traitement des contractures des extrémités rentre dans la médication commune. Le peu de faits observés jusqu'à présent ne permet pas de formuler un mode précis de traitement dans cette maladie. Chez les enfants, elle a été très-efficacement combattue par les antispasmodiques ; M. Guersant a conseillé en outre les bains de vapeur et le sous-carbonate de fer, préconisé par les Anglais. C'est aussi le traitement antispasmodique qui a réussi chez les quatre malades dont Dance a donné l'observation. M. Vigla, ancien chef de clinique à l'Hôtel-Dieu, m'a assuré avoir observé plusieurs cas de contractures des extrémités, où la saignée avait merveilleusement réussi ; le fait rapporté par M. Cas. Broussais vient confirmer ce résultat. Enfin, dans les cas assez nombreux qui se sont présentés à l'Hôtel-Dieu depuis quelques années, la médication vomitive a eu de véritables succès entre les mains de MM. Guéneau de Mussy et J.-P. Tessier. Du reste, une réflexion ressort tout naturellement de l'observation elle-même : c'est que la marche périodique de la maladie, ses récidives fréquentes, doivent nous tenir en grande réserve sur la préférence à accorder à telle ou telle méthode de traitement (*Thèse de Paris*, 1844). »

D'après M. Trousseau, la saignée produit habituellement du soulagement, et le sulfate de quinine s'est montré jusqu'à présent l'un des moyens les plus efficaces. Pendant l'accès, le chloroforme peut être utile, mais les contractures reviennent ; cependant il y a soulagement. L'opium et la belladone opèrent encore de bons effets ; mais ils ne sauraient enlever la première place à la saignée et au sulfate de quinine (Trousseau, 1850).

M. Moutard-Martin prétend s'être bien trouvé de la strychnine ; un de mes confrères et anciens élèves m'affirmait récemment avoir vu ce remède parfaitement réussir dans un cas de contracture chez une nourrice.

L'école de Hahnemann fait aussi son apport thérapeutique. — Gross (*Alleg. homœop. Zeitung*, 1852), à propos du travail du Dr Clemens, conseille à priori *arnica* et *secale cornutum*. Deux ans plus tard, Kaseman paraît avoir expérimenté avec succès ce dernier agent (40e et 41e obs.). — On lit dans le même journal (1855, t. LI) l'observation suivante, qui témoigne de l'utilité de *cuprum metallicum*.

54e Observation.

Une garde-malade, âgée de quarante-huit ans, faible de constitution, entre à l'hôpital avec de violentes douleurs dans les membres, qui lui font pousser des cris. Les fléchisseurs des extrémités étaient fortement contractés, et la malade croyait à chaque instant que ses articulations allaient se briser... Les membres étaient chauds et sensibles au toucher. La noix vomique et la strychnine échouent.

Le lendemain, les muscles du ventre et du cou se mettent aussi de la partie. *Ignatia* et *arsenicum* sont donnés sans succès. Le troisième jour, nous abordons *cuprum metallicum;* soulagement immédiat, et le lendemain il n'existe plus que quelques traces légères de l'affection.

Pendant son séjour à l'hôpital, la malade est prise encore deux fois des mêmes convulsions, et à chaque fois, grâce au *cuprum*, elles disparaissent en quelques heures. Sortie de l'établissement, elle a été reprise souvent des mêmes accidents, et toujours ils ont été combattus avantageusement par *cuprum*. (Wurmb, *Mittheilungen aus dem homœop. Spitale...*, *loc. cit.*)

J'ai été conduit par la loi de similitude à expérimenter l'arsenic (23e et 48e obs.), me fondant sur les crampes des extrémités fréquentes dans les histoires d'empoisonnement. A dose médicinale massive, ces accidents arsénicaux ont été surtout remarqués par M. Emery dans le traitement des maladies de la peau (*Bulletin de thérap.*, 1836 et 1849).

En parcourant les nombreux remèdes signalés contre la tétanie, on voit qu'ils sont, au fond, dans l'espèce, la confirmation de la loi de similitude. Le zinc (5e obs.), l'arnica, le seigle ergoté, l'arsenic, la belladone, la noix vomique, etc., sont positivement des agents spasmogènes.

Ne pourrait-on pas joindre l'étain à cette liste nombreuse? Salmuthus, dans ses Centuries (Brunsvigæ, 1648), a cité des contractures toniques développées chez un potier d'étain par suite d'intoxication métallique (1).

Du reste, on peut affirmer, en général, que la plupart des métaux et un grand nombre de substances végétales sont réellement spasmogènes; d'un autre côté, l'on sait que la plupart des métaux et beaucoup d'autres substances sont en même temps paralysigènes. Dans la maladie spontanée comme dans la maladie médicamenteuse, de la convulsion à la paralysie, il n'y a qu'un pas. On peut soutenir aussi que tout agent spasmogène est nécessairement paralysigène.

C'est donc à cette classe nombreuse de médicaments que l'on s'est déjà adressé pour le traitement de la tétanie. La voie est bonne et féconde. Reste à l'expérience à déterminer par de plus nombreux faits quels sont les agents qui seront les plus utiles dans l'espèce. Jusqu'à ce jour la belladone, la noix vomique, le seigle ergoté et peut-être l'arsenic me paraissent devoir être tenus en bonne estime et bon rang.

(1) Hahnemann, dans sa *Pathogénésie de l'étain*, a signalé les crampes des extrémités.

FIN

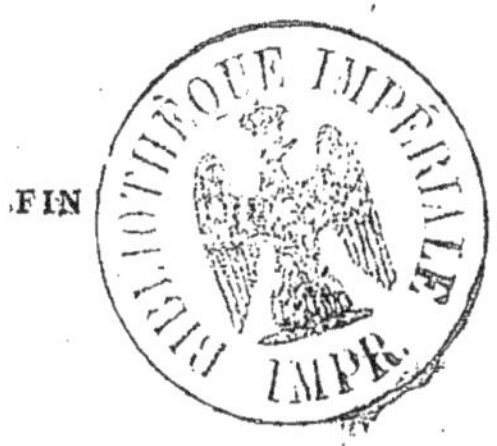

PARIS. — IMPRIMERIE POUPART-DAVYL ET Ce, RUE DU BAC, 30.

www.ingramcontent.com/pod-product-compliance
Ingram Content Group UK Ltd.
Pitfield, Milton Keynes, MK11 3LW, UK
UKHW020309220726
13923UKWH00003B/1035